Christine Neubauer

Vollweib Beauty

Mein Weg zu einer attraktiven Ausstrahlung

In Zusammenarbeit mit Nadja Haas

Knaur Taschenbuch Verlag

Bildnachweis: Alle Bildmotive stammen von Norbert Hellinger, München.

Besuchen Sie uns im Internet: http://www.knaur.de

Vollständige Taschenbuchausgabe Februar 2006
Knaur Taschenbuch
Ein Unternehmen der Droemerschen Verlagsanstalt
Th. Knaur Nachf. GmbH & Co. KG, München

Projektleitung: Bettina Huber
Redaktion: Caroline Colsman
Umschlaggestaltung: ZERO Werbeagentur, München
Umschlagabbildung: Norbert Hellinger
Satz und Herstellung: Hartmut Czauderna
Druck und Bindung: Offizin Andersen Nexö Leipzig, GmbH
Printed in Germany
ISBN-13: 978-3-426-77842-5
ISBN-10: 3-426-77842-4

5 4 3 2 1

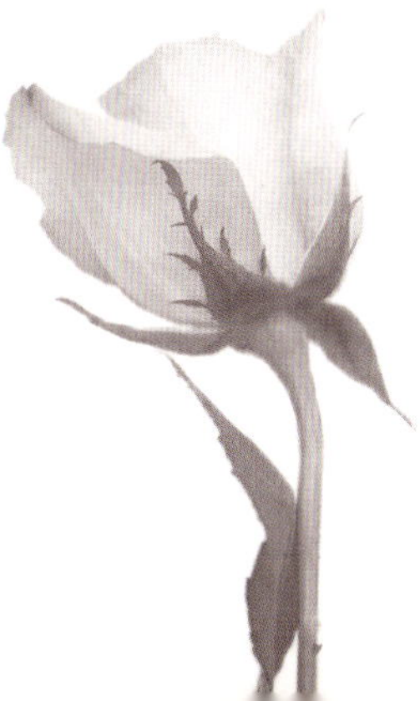

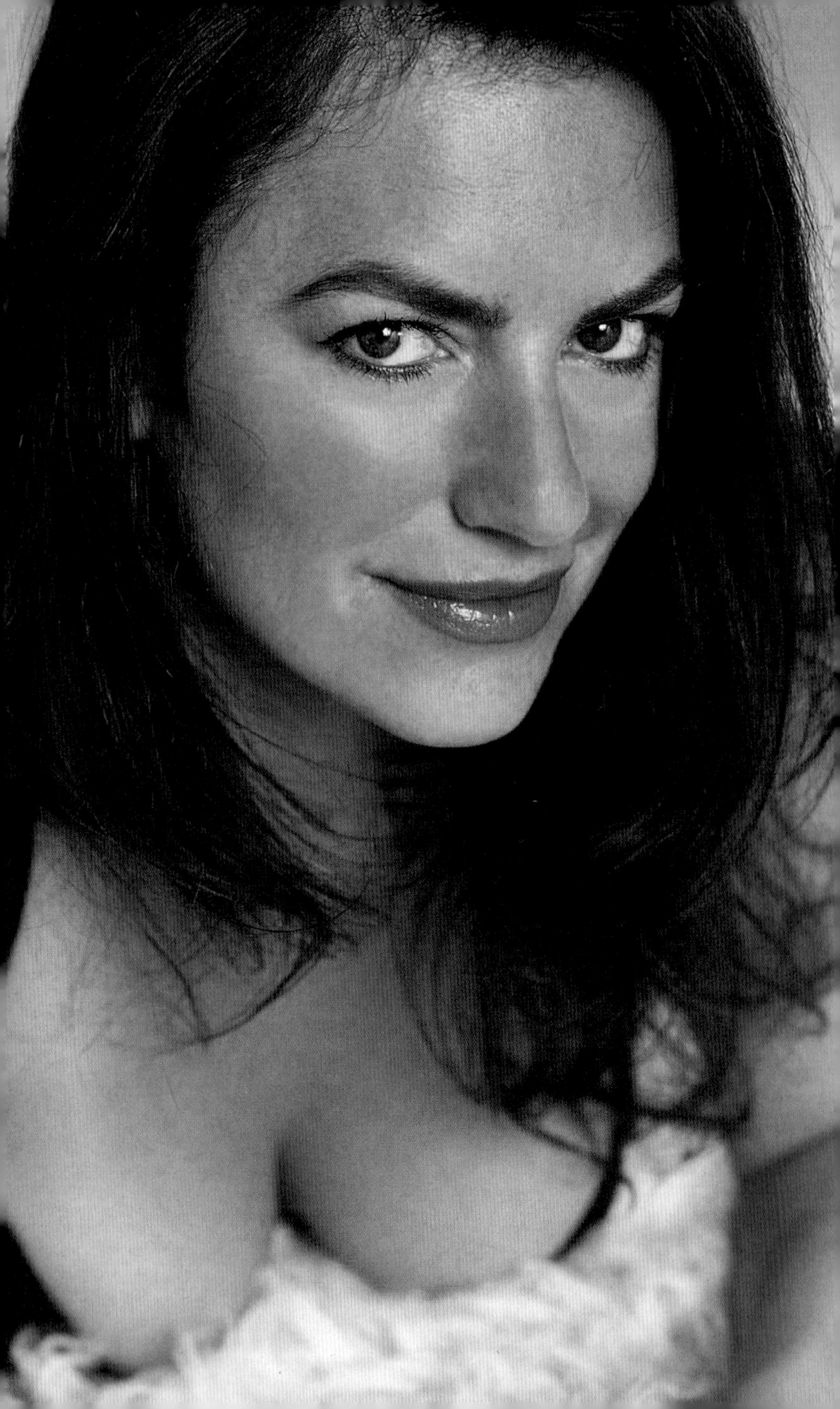

Vorwort

Christine Neubauers Bestseller »Die Vollweib-Diät – mein Weg zur Wohlfühl-Figur« sprach vielen »Leidensgenossinnen« aus dem Herzen. Die Schauspielerin erzählte darin freimütig von ihren Figurproblemen, ihren falschen Schönheitsidealen und ihrem jahrelangen Kampf gegen das Übergewicht. Das Buch zeigte aber auch den Ausweg aus der Diätspirale: Man muss essen, um abzunehmen. Nur eine vernünftige und schmackhafte Ernährung führt zur Wohlfühl-Figur.

Die große Resonanz gab den Ausschlag für ein zweites Buch. In »Das Vollweib-Training – meine Workouts für eine Wohlfühl-Figur« verriet die Schauspielerin, wie sie ihre Kurven in Form hält. Lockeres Laufen und ein leichtes Muskeltraining sind ihr Erfolgsrezept. Christine Neubauers Fitnesstipps stellen die perfekte Ergänzung zur richtigen Ernährung dar und eignen sich für Einsteiger wie Trainierte, für Frauen wie für Männer.

Im vorliegenden Buch »Die Vollweib-Beauty – mein Weg zu einer attraktiven Ausstrahlung« richtet sich Christine Neubauers Blick nun auf ein Thema, das alle Frauen interessiert: das Aussehen. Ihre Devise in puncto Beauty: »Wahre Schönheit kommt von innen.« Die Schauspielerin erzählt, was sie über Schönheit und gutes Aussehen denkt, und erklärt, welche Bausteine zur vollkommenen Schönheit führen. Sie zeigt auch, wie sich ein Vollweib stylt, um das Beste aus seinem Typ zu machen. Sie verrät, was jung und schön hält und was Gift für die Schönheit ist. Und natürlich gibt sie auch ihre persönlichen Schönheitsgeheimnisse preis. Mit den Beauty-Tipps von Christine Neubauer wird jede Frau zum Star!

München, im Juli 2003 — Nadja Haas

Wahre Schönheit kommt von innen

Ein Vollweib hat seine eigene Definition von Schönheit. Dieser Typ Frau unterwirft sich keinen vorgegebenen Normen. Denn jede Frau ist auf ihre Weise schön. Mit einer positiven Einstellung zu sich selbst macht ein Vollweib das Beste aus sich.

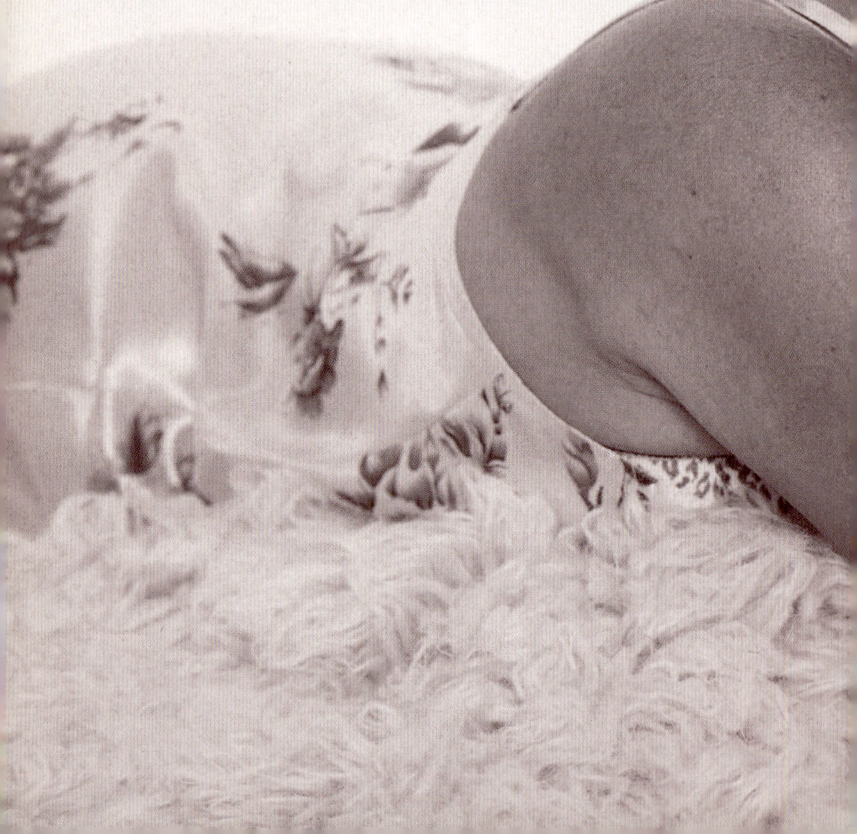

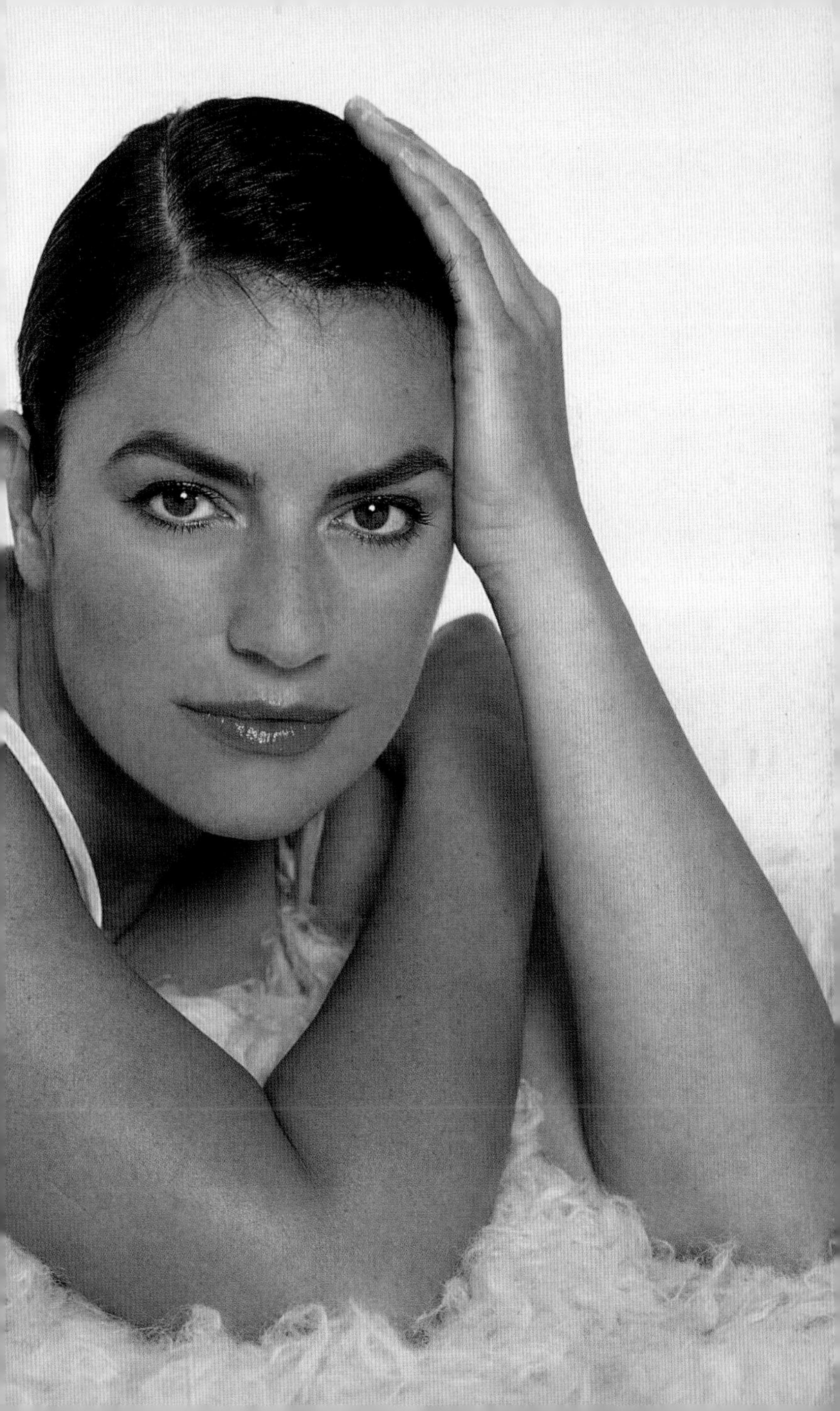

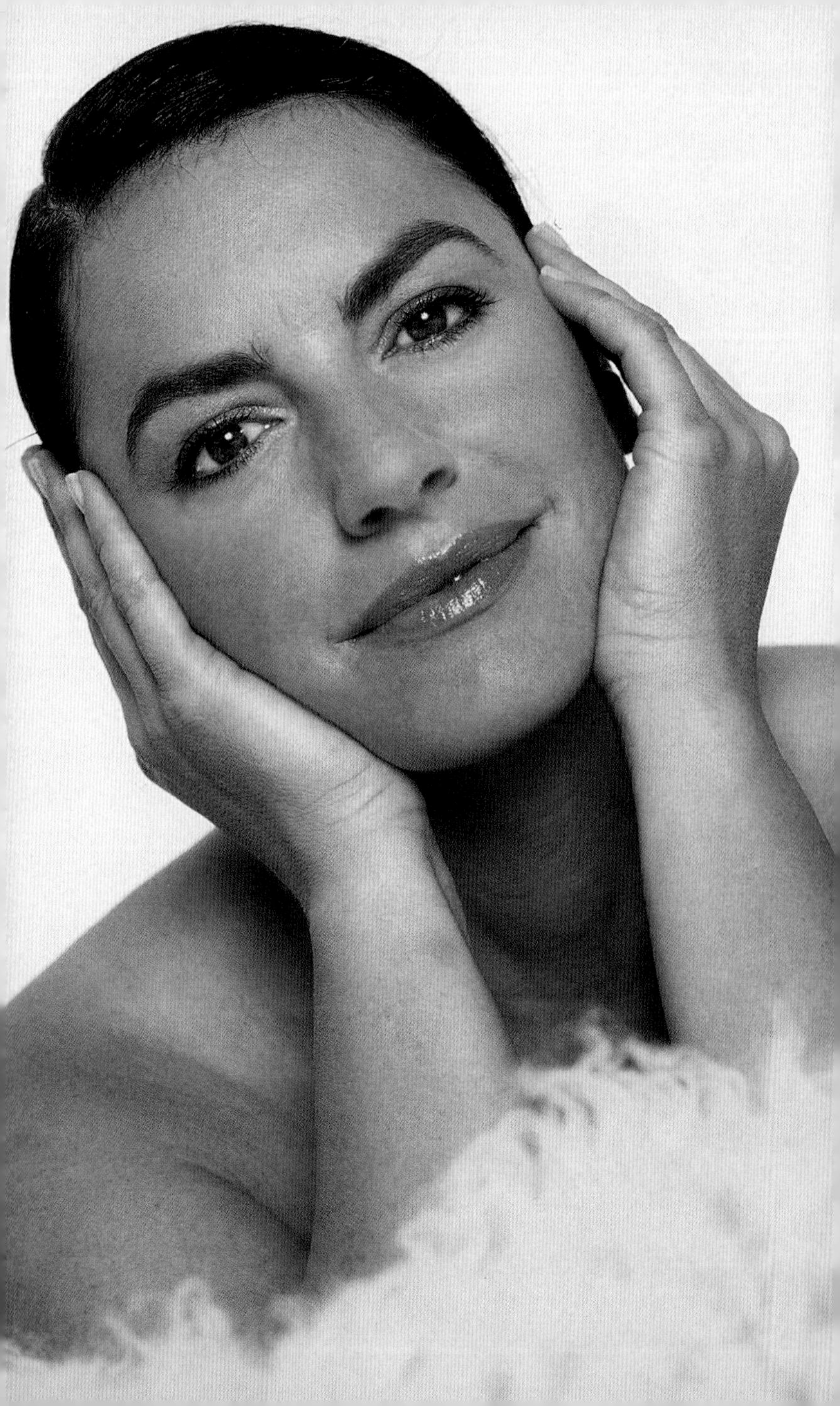

Bin ich schön?

Schauen Sie sich gerne im Spiegel an oder finden Sie, dass immer nur die anderen schön sind? Wenn Sie sich rundherum schön finden, brauchen Sie dieses Buch nicht zu lesen. Dann leben Sie bereits, was ich auf den folgenden Seiten über das Thema Schönheit erzählen möchte. Wenn Sie jedoch an Ihrer Schönheit Zweifel haben, möchte ich Sie vom Gegenteil überzeugen. Denn ich finde: Jede Frau ist schön!

Entdecken Sie Ihre eigene Schönheit

Hand aufs Herz – Sie selbst sind bestimmt Ihre schärfste Kritikerin. Wir Frauen kennen keine Gnade mit uns selbst. Wir nehmen unser Aussehen und unsere Figur unerbittlich unter die Lupe. Kein Mann geht so hart mit sich ins Gericht wie wir Frauen. Gäbe es die berühmte Fee, die drei Wünsche erfüllt, jede von uns hätte sofort ein paar Schönheitskorrekturen auf der Liste: eine kleinere Nase, einen größeren Busen, einen festeren Po. Ich beispielsweise wünschte mir längere Beine und wäre gerne ein paar Zentimeter größer.
Aber wenn ich es mir genauer überlege, stören mich meine angeblichen »Schönheitsfehler« überhaupt nicht. Ich fühle mich als Frau und rundherum schön. Das war nicht immer so. Meistens empfand ich mich als zu üppig, zu weiblich und zu rund. Viele Jahre habe ich mit mir und meinem Aussehen gehadert. Bis ich mit mir selbst im Reinen war, brachte ich einen langen Prozess der Selbstfindung hinter mich. Am Ende stand die Erkenntnis, dass wahre Schönheit von innen kommt. Größe, Figur und Aussehen sind nur Eckdaten, wichtiger ist vielmehr die Einstellung zu sich und seinem Körper. Falls Sie an Ihrer Schönheit zweifeln oder ständig etwas an sich und Ihrem Aussehen auszusetzen haben, lade ich Sie ein auf die Reise zu sich selbst. Entdecken Sie den Quell wahrer Schönheit: Er sitzt tief in Ihrem Innern. Sie müssen das Leuchten nur zulassen.

◁ **Betrachten Sie sich nicht ultrakritisch, sondern liebevoll im Spiegel. Jede Frau ist schön und auf ihre Weise einzigartig.**

Schönheit ist weder ein statischer Zustand noch eine messbare Größe. Ich empfinde Schöneit als eine Art Vibrieren, einen Zauber oder einen Magneten. Denn Schönheit zieht an.
Vom Gesicht eines Menschen, der mehr als nur schön ist und hinter dessen Fassade wir noch etwas anderes vermuten, können wir den Blick kaum abwenden. Es ist nicht nur das Äußere, das uns magnetisch anzieht. Wenn wir hinter einem schönen Gesicht emotionale Tiefe, Intelligenz oder ein Geheimnis vermuten, dann sind wir gefangen. Ein wohlproportioniertes Gesicht, in dem sich aber nur Arroganz oder Langeweile widerspiegeln, hinterlässt hingegen keinen bleibenden Eindruck.

Werbe- und Modefotografie: unerreichbar perfekt

Tag für Tag lächelt uns Mrs. Perfect von den Covern der Zeitschriften an, falten- und makellos. Ich möchte Ihnen jedoch ein Geheimnis verraten: Die Models, die die Titelblätter der Hochglanzhefte zieren, sind vielleicht zwanzig Jahre alt, manche sogar erheblich jünger. Für das Fotoshooting werden die besten Fotografen und Stylisten engagiert. Das Ergebnis – das Foto – wird nachträglich im Computer so lange bearbeitet, bis alles perfekt ist. Die Schönheit, die wir sehen, ist ein Traumbild, täuschend echt, aber künstlich erschaffen. Und wir fallen auf diese Trugbilder herein, eifern ihnen nach, zweifeln an uns selbst, weil wir diese Perfektion nie erreichen können.
Für viele Frauen und neuerdings auch immer mehr Männer ist der Blick in den Spiegel eine Qual. Werbung und Medien verändern das Schönheitsideal bei uns immer schneller. Für viele Frauen, die dem aktuellen Ideal entsprechen wollen, wird diese Haltung zum Problem. Manche glauben sogar, dass nur noch der Schönheitschirurg helfen kann. In den 1980er-Jahren kam beispielsweise der große Busen in Mode. In den USA ließen sich sogar junge Mädchen aufpolstern. Inzwischen wandelt sich das Ideal. Nun soll der Busen wieder klein und natürlich sein. Müssen die Implantate jetzt wieder raus?
Welches Frauenbild gerade schön ist, schreiben uns vor allem männliche Modemacher vor. Gleichzeitig lesen wir, dass für die Schönheit ewige Jugend unabdingbar ist. Als Vollweib kann ich mich mit die-

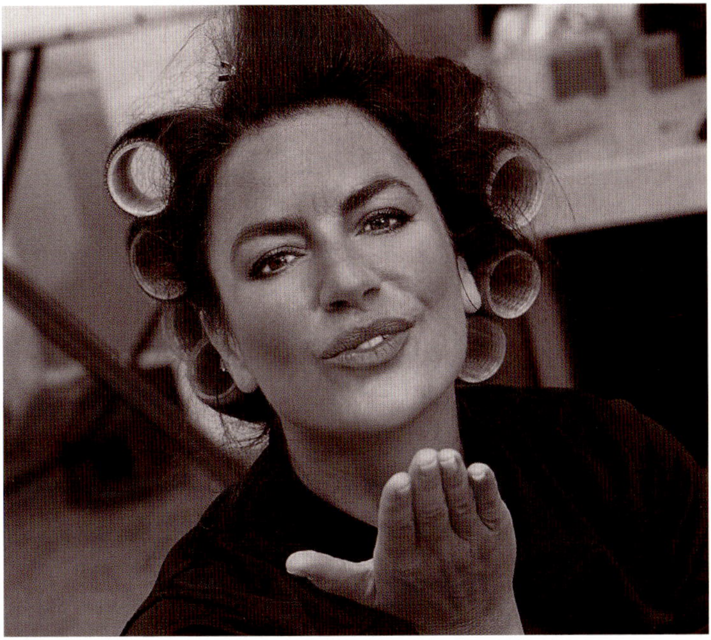

Vollweiber unterwerfen sich keinen Normen: Sie stehen zu sich selbst und gehen das Leben spielerisch und positiv an.

ser Einstellung nicht identifizieren. Schönheit ist für mich ein Zusammenspiel vieler Faktoren. Natürlich spielt gutes Aussehen dabei eine Rolle, aber es ist nur einer von mehreren Bausteinen.

Schönheit liegt im Auge des Betrachters

Bin ich schön? Die Antwort auf diese Frage liegt zum einem bei Ihnen, zum anderen im Auge des Betrachters. Warum sehen manche Menschen ein Glas als halb voll und andere das gleiche Glas als halb leer?

Weil unsere Einstellung und unsere Haltung den Blickwinkel bestimmen. Sie ist aber kein genetisches Programm. Optimisten, die das Glas halb voll sehen, nähern sich Menschen, Situationen oder

Dingen mit einer positiven Grundhaltung. Ob ich etwas schön oder hässlich finde, gut oder schlecht, hängt also von meiner Geisteshaltung ab. Und diese bestimmt jeder selbst. Ein dem Leben lustvoll zugewandter Mensch wird also viel weniger Hässlichkeit wahrnehmen als ein kritischer Zeitgenosse. Der Optimist sieht die Welt mit freundlich gesinntem Blick, der Pessimist übersieht das Schöne und findet nur die Fehler. Wie betrachten Sie das Leben und die Menschen? Wohlgesonnen oder eher kritisch?
Und das gilt auch für die Einschätzung der eigenen Schönheit: **Sich selbst schön zu finden, ist eine Liebeserklärung an das Leben.**

Schönheitsideale im Wandel der Zeiten

Jede Epoche hatte andere Schönheitsideale. Als Laufstegmodels hätten Sexsymbole wie Marilyn Monroe oder Sophia Loren heute keine Chance mehr. Ihr Aussehen wäre zu weiblich, ihre Figur zu üppig. Das Schönheitsideal der Jahrtausendwende ist die knochige, androgyne Frau. Früher galten ganz andere Maßstäbe.
In der Steinzeit waren große, hängende Brüste, dicke Beine, ein runder Bauch und ein üppiger Po das Nonplusultra, wie die Plastik der »Venus von Willendorf« eindeutig belegt. Dick war damals top.
Auch 25 000 Jahre vor Christi Geburt galt Korpulenz bei Frauen als schön. Die Leibesfülle stand für Lebenslust, Gesundheit und Gebärfreudigkeit. Dünn war man – ganz im Gegensatz zu heute –, wenn man krank oder arm war.
In der Klassik strebte man nach ausgewogenen Proportionen. Um 130 vor Christus wurde die berühmte »Venus von Milo« erschaffen, die wir heute im Pariser Louvre bewundern können. Die Frauen von damals wirken in unseren Augen eher stämmig. In der Renaissance sollte die Traumfrau sinnlich und verlockend sein, also auch üppig geformt. Und im 16. Jahrhundert mussten die weiblichen Brüste aus den Kleidern regelrecht herausquellen. Das barocke Schönheitsideal brachte das Korsett mit sich und zum ersten Mal mussten die Frauen richtig leiden, um schön zu sein.

▷ **Schönheitsideale unterliegen der Mode. Unterstreichen Sie Ihre persönlichen Vorzüge – dann sind Sie zeitlos schön.**

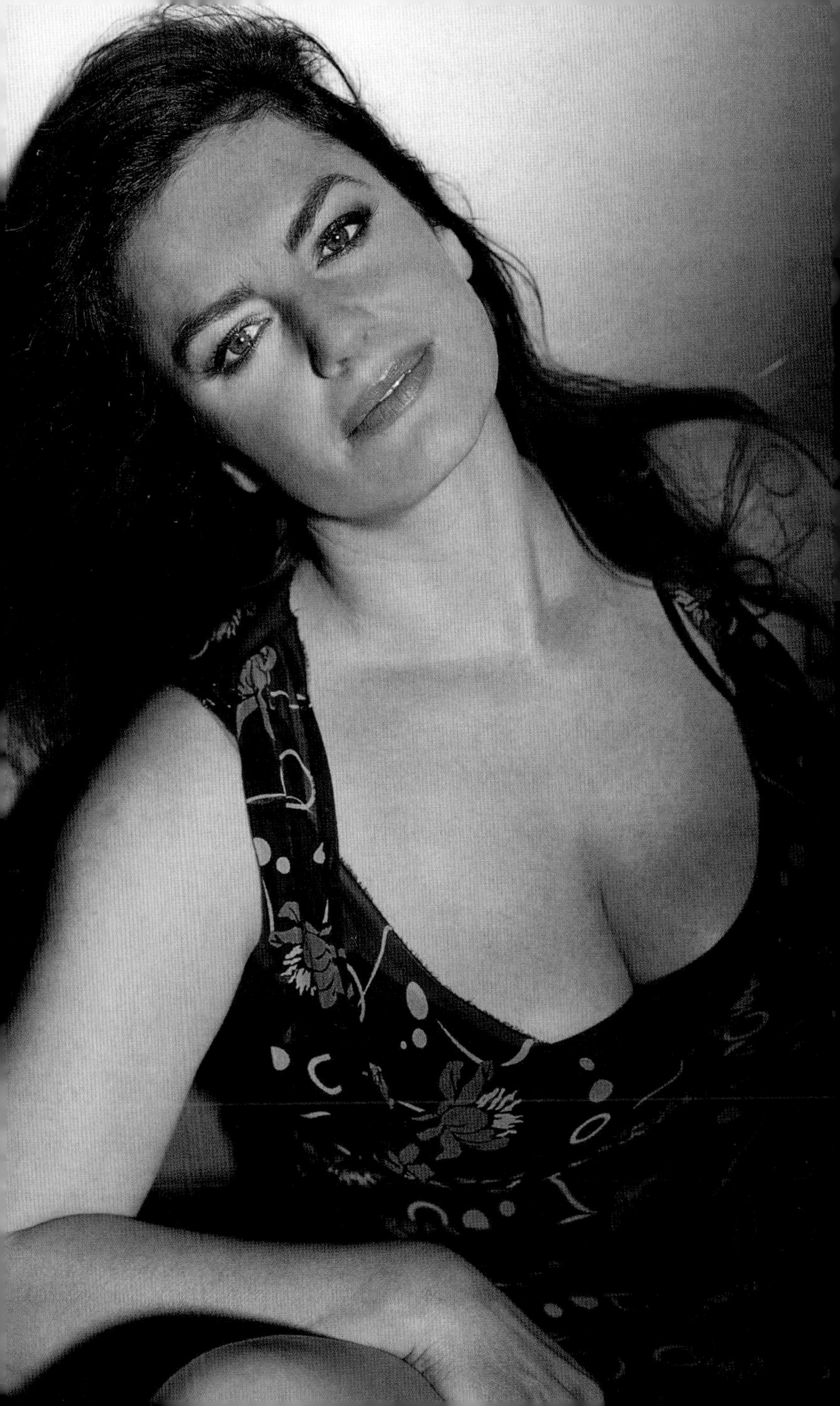

Eine schmale Taille und ein dadurch betontes Becken gelten heute immer noch als weiblich und attraktiv. Das Korsett ist aber zum Glück aus der Mode gekommen.

Extreme Schlankheit als Statussymbol

Im 20. Jahrhundert kam es zu einem totalen Wandel des Schönheitsideals. Jetzt gab es alles im Überfluss, vor allem hatten die Menschen genug zu essen. Und damit tauchte ein neues Phänomen auf: Übergewicht. In den westlichen Kulturen waren nun weibliche Rundungen an Busen, Po und Hüfte weniger gefragt. In den 1920er-Jahren kam die erste Schlankheitswelle auf. Während des Ersten Weltkriegs schnitten sich die Frauen als Zeichen ihrer neuen Selbstständigkeit die Haare ab und strebten eine schlanke Figur an. Diese Entwicklung hin zur Knabenhaftigkeit unterbrach der Zweite Weltkrieg. Weiblichere Formen erlebten eine Renaissance. Mütterlichkeit kam in Mode, und die Frauen wurden wieder rundlicher. Auch in der Nachkriegszeit galt das vollschlanke Schönheitsideal noch. Die Fülle zeugte von Wohlstand nach den Jahren der Entbehrung.

MEIN TIPP: Lassen Sie sich von Schönheitsidealen nicht verrückt machen. Attraktiv und interessant sind nicht die Menschen, die jedem Trend hinterherlaufen, sondern jene, die durch einen eigenen Stil und Individualität überzeugen.

Die 1960er-Jahre waren mit Leinwandschönheiten wie Marilyn Monroe oder Liz Taylor zunächst das Zeitalter der Frauen mit üppigen Hüften, schmaler Taille und großem Busen – bis schließlich Twiggy auf der Bildfläche erschien. Dieses extrem magere Model passte in die Zeit; es stand für Moderne und Schönheit. Ausgemergelte Gesichter mit großen hungrigen Augen galten als hip. Ab den 1980er-Jahren sollten die Frauen zwar immer noch schmale Taillen und Hüften besitzen, doch die Oberweite durfte wieder größer sein – Startschuss nicht nur für Aerobic, Fitnessprogramme und Diäten, sondern auch für die Plastische Chirurgie. Heute stehen die Attribute schlank, fit, jugendlich und erfolgreich als Synonyme für Schönheit. Aber nur in unseren Breitengraden.

Andere Länder, andere Schönheiten

Schönheit wird weltweit durch andere Kriterien definiert. Was in den westlichen Ländern als schön gilt, interessiert in anderen Kulturen niemanden. Lange Hälse sind in Burma das Nonplusultra. Von Kindesbeinen an wird die Halswirbelsäule mit Ringen langsam gedehnt, die Schultern werden hinuntergedrückt. Die Frauen dürfen diese Ringe nie mehr ablegen, weil sie den verlängerten Hals stützen. In manchen Teilen Afrikas sind so genannte Tellerlippen das Schönheitsideal. Auch diese Verformung beginnt in jungen Jahren.
Eine arabische Frau wiederum gilt nur verhüllt als schön. Lediglich der Ehemann und die anderen Frauen dürfen sie ohne Schleier sehen. Dünn gilt in moslemischen Ländern als absolut unattraktiv. Und spätestens nach der Geburt des ersten Kindes sind die Frauen mollig.
Fazit: Schönheit kann nur jeder für sich selbst definieren. Machen Sie sich nicht zum Sklaven von angeblichen Idealen. Was hier nicht in ist, ist anderen Orts der Hit!

Spieglein, Spieglein an der Wand ...

Nur Sie selbst können sich schön fühlen. Kein anderer Mensch kann Ihnen dazu verhelfen, dass Sie sich in Ihrer Haut wohl fühlen. Auch noch so viele Komplimente zu Ihrem Aussehen oder Ihrer Figur vermitteln Ihnen nicht das Gefühl schön zu sein, wenn Sie sich nicht auch so fühlen. Nur wer sich mag, kann Lob und Komplimente annehmen. Oder neigen Sie dazu, auf Komplimente, die man Ihnen macht, abwehrend zu reagieren und Ihre Vorzüge klein zu reden? Nur mit einer positiven Lebenseinstellung kann sich Ihre ureigene Schönheit richtig entfalten.
Wenn Sie mit Ihrem Aussehen nicht in allen Punkten zufrieden sind, dann konzentrieren Sie sich einmal auf die Details. Sie bestehen ja aus vielen Einzelteilen. Zu der »Hardware« zählen zum Beispiel Ihre Augen, Ihre Lippen, Ihre Haare, Ihre Hände und Ihre Beine. Zur »Software« gehören Ihr Wesen, Ihr Denken, Ihre Talente, Ihre Stärken. Und wenn Sie diese einzelnen Bausteine genauer unter die Lupe nehmen, dann finden Sie garantiert etwas, worüber Sie sich

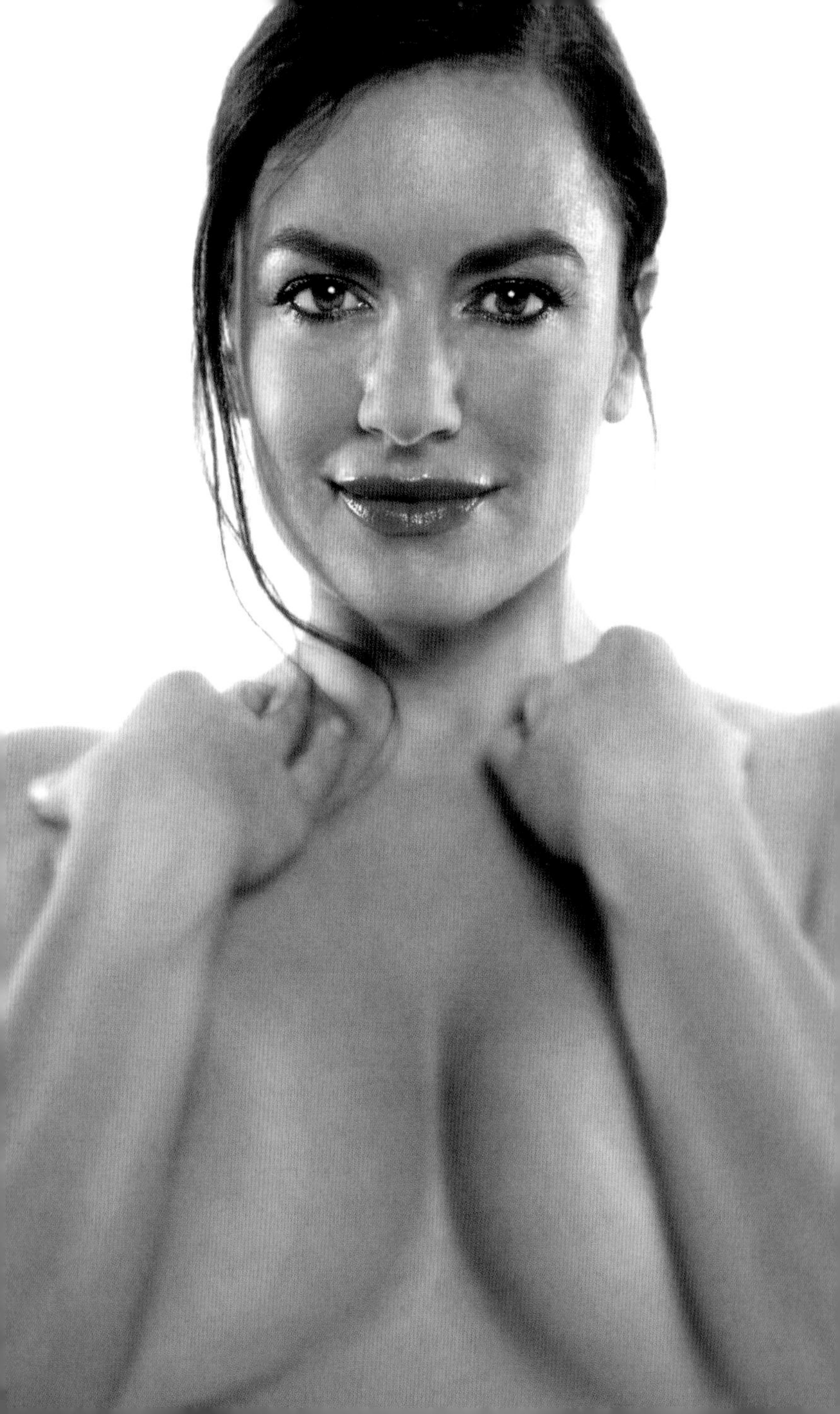

freuen können. Vielleicht haben Sie lange Wimpern, eine zierliche Nase, volle Lippen oder eine samtweiche Haut. Vielleicht sind Sie aber auch ein kreativer Mensch, können andere begeistern oder Sie sind eine wunderbare Gastgeberin und können hervorragend kochen. Diese Liste lässt sich unendlich weiterführen. Entdecken Sie Ihre Stärken!

Das ABC wahrer Schönheit

Wollen Sie sich wirklich dem Diktat anderer unterwerfen? Als Vollweib sollten Sie darüber erhaben sein. Mein Tipp: Stellen Sie Ihre eigenen Regeln auf und befreien Sie sich von falschen, fremden Ideen. Selbst ist die Frau, und deshalb nehme ich meine ganz eigene Definition von Schönheit zur Richtschnur.

Ein Vollweib buchstabiert SCHOEN folgendermaßen

- **S** wie selbstbewusst,
- **C** wie charismatisch,
- **H** wie harmonisch,
- **O** wie optimistisch,
- **E** wie elegant und
- **N** wie natürlich.

Erst das Zusammenspiel all dieser Bausteine fügt sich in meinen Augen zu wahrer Schönheit zusammen. Sie kommt von innen, nicht aus dem Schminkkasten oder dem OP. Ein nur schönes Gesicht kann entsetzlich langweilig sein, wenn die Frau zickig, geistlos oder unhöflich ist. Ein gut aussehender Mann ohne Charakter wirkt hohl und lächerlich. Deshalb ist es kein Schönheitsfehler, wenn ein paar äußere Merkmale nicht mit denen von Supermodels konkurrieren

◁ **Selbstbewusstsein ist der erste Schritt auf dem Weg zu einer ganzheitlichen Schönheit.**

können. Tauchen Sie in sich hinein und schöpfen Sie aus sich selbst wahre Schönheit. Mein Schönheits-Abc hilft Ihnen bestimmt auf diesem Beauty-Trip zur wahren Schönheit.

SCHOEN wie selbstbewusst

Zunächst möchte ich den Begriff Selbstbewusstsein definieren, weil dieser mit vielen Vorurteilen und falschen Vorstellungen besetzt ist. Laut Duden bedeutet selbstbewusst »von sich, von seinen Fähigkeiten, vom eigenen Wert überzeugt«. Die meisten Menschen sehen darin nur das Gegenteil von schüchtern, gehemmt oder unsicher. Unsichere Menschen schimpfen ihre selbstbewussten Zeitgenossen oft als überheblich. Doch hier spricht bloß der Neid. Nehmen Sie den Begriff wörtlich: Seien Sie sich Ihres Selbst bewusst.
Ein Mensch, der sich seiner bewusst ist, weiß um seinen Charakter und seine Eigenschaften. Wer sich selbst kennt, kann nicht unsicher sein, sondern verfügt über genügend Selbstvertrauen. Er weiß, welches Terrain er beherrscht und wo er Unterstützung braucht. Und er scheut sich nicht, Hilfe zu erfragen und anzunehmen. Das wiederum schützt vor Fehlern, und eine weitere Unsicherheits-Quelle versiegt. Eine selbstbewusste Frau wirkt weder überheblich noch arrogant, vielmehr strahlt sie Souveränität und Unabhängigkeit aus. Sie vertraut auf sich selbst und ihr eigenes Urteil, weil sie sich ihrer selbst bewusst ist. Deshalb leidet sie nicht an Selbstzweifeln, sondern glaubt unerschütterlich an sich selbst. Selbstbewusstsein heißt also nicht, perfekt zu sein, alles im Griff zu haben und jeden an die Wand zu spielen. Eine selbstbewusste Frau betreibt weder Effekthascherei noch Selbstinszenierung. Sie kennt ihre Stärken und weiß diese einzusetzen, um ihre Ziele zu erreichen. Sie akzeptiert aber auch ihre Schwächen und sieht darin keine Handikaps, sondern Herausforderungen. Wir lernen ja auch nur aus Fehlern, oder?

▷ **Schluss mit Selbstzweifeln und Unsicherheiten! Inszenieren Sie sich als Vollweib, das in Ihnen steckt!**

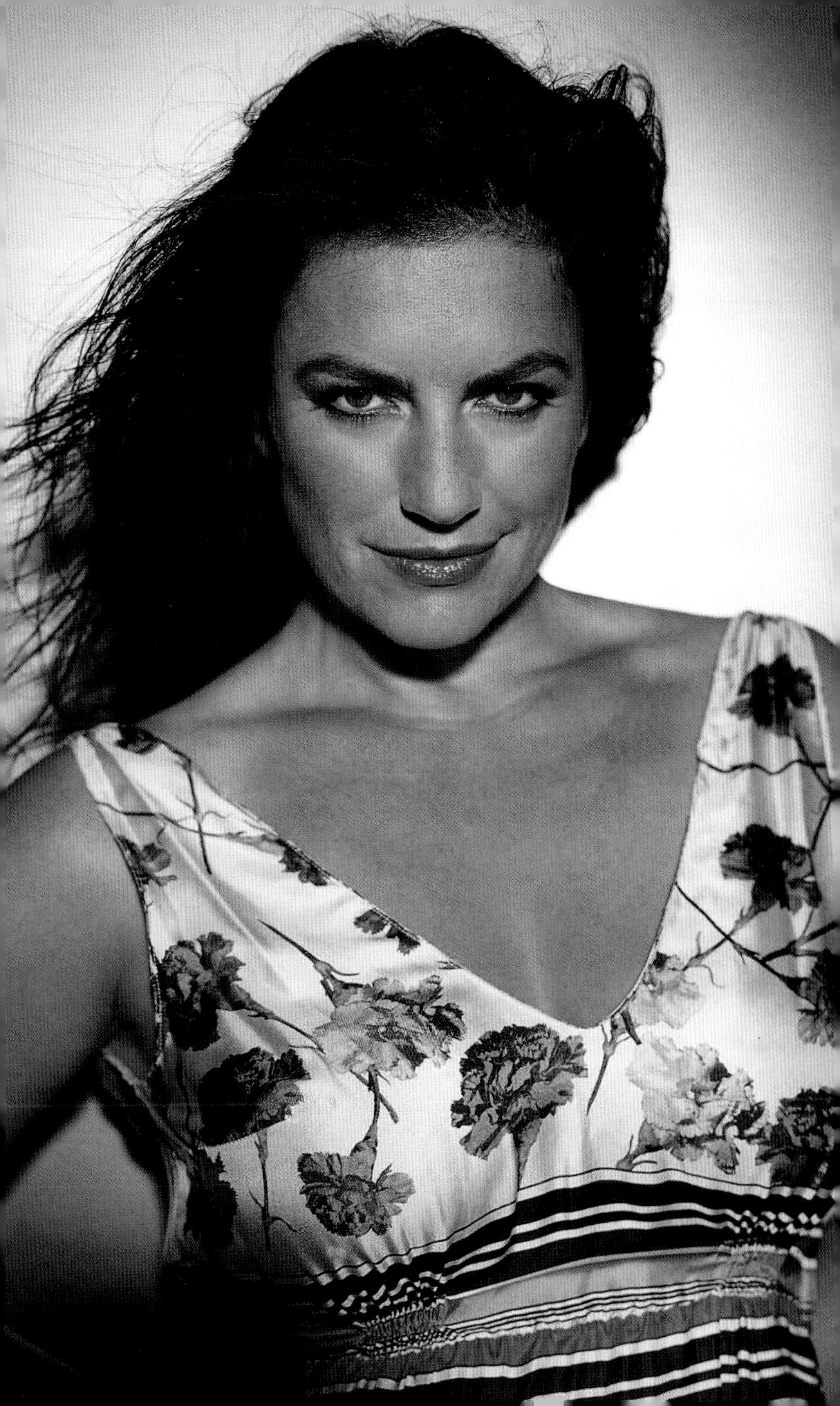

Den Prototyp der unsicheren Frau verkörperte Lady Diana in jungen Jahren. Mit der Zeit emanzipierte sie sich, fand zu sich selbst und ihrer Rolle und kreierte ihr eigenes Schönheitsideal. Mit Mitte 30 war sie bildschön und selbstbewusst. Sie hatte zu sich selbst gefunden.

Selbstvertrauen ist erlernbar

Leider verfügen nicht alle Frauen und Männer über ein gesundes Selbstbewusstsein. Sie vergleichen sich mit anderen, zweifeln an sich. Das wurzelt oft in der Erziehung: Wer mit Sätzen wie »Du kannst das nicht, du machst eh alles kaputt« groß wird, kann kaum ein starkes Selbstbewusstsein entwickeln. Wenn Eltern ihre Kinder hingegen darin bestärken, Erfahrungen zu machen und wieder aufzustehen, wenn sie einmal gefallen sind, dann stellt sich Selbstbewusstsein ganz von selbst ein. Eltern und Lehrer können Kindern durch Lob und Ermutigung Selbstvertrauen vermitteln. Dazu gehört, dass man das Kind motiviert, seine Grenzen und Möglichkeiten auszuloten und nicht aufzugeben, auch wenn etwas misslingt.
Wer von dieser Unterstützung durch Eltern oder Lehrer als Kind nicht profitieren konnte, muss sich als Erwachsener sein Selbstbewusstsein selbst erarbeiten. Hier gilt, wie bei allem: Übung macht den Meister, nur wer liegen bleibt, ist ein Verlierer. Sieger stehen immer wieder auf.

Sehen Sie sich mit anderen Augen

Jeder Mensch hat gute und schlechte Seiten, Stärken und Schwächen, liebenswerte und unangenehme Eigenschaften. Das ist menschlich. Versuchen Sie, mehr die positiven Aspekte Ihrer Person in den Vordergrund zu rücken. Fragen Sie sich, was an Ihnen besonders und liebenswert ist. Gehen Sie einen Schritt zurück und versuchen Sie sich so objektiv wie möglich zu betrachten. Stellen Sie sich vor, Sie würden sich selbst ganz neu kennen lernen und sähen sich zum ersten Mal. Versuchen Sie diese neue, unbekannte Person als Ganzes zu akzeptieren und positiv aufzunehmen. Betrachten Sie sich nicht kritisch wie unter der Lupe. Der Blick in den Spiegel sollte Ihnen eines entlocken: ein Lächeln. Freuen Sie sich über sich selbst statt sich auf irgendwelche Schönheitsfehler zu konzentrieren. Ihr Motto sollte lauten: »Ich bin schön!« Wer das anders sieht, ist selber schuld.

Bleiben Sie sich treu

Nicht nur in meiner Branche gibt es Menschen, die einen Raum betreten, ihren Auftritt zelebrieren und ihr Publikum sofort in ihren Bann ziehen können. Manchmal versteckt sich hinter solchen offensiven Auftritten nur ein Blender. Aber genauso häufig haben diese Menschen Erfolg mit ihrer »Hoppla jetzt komm ich«-Natur.

Eine verzerrte Selbstwahrnehmung lässt sich mit etwas Übung und Selbstreflexion korrigieren.

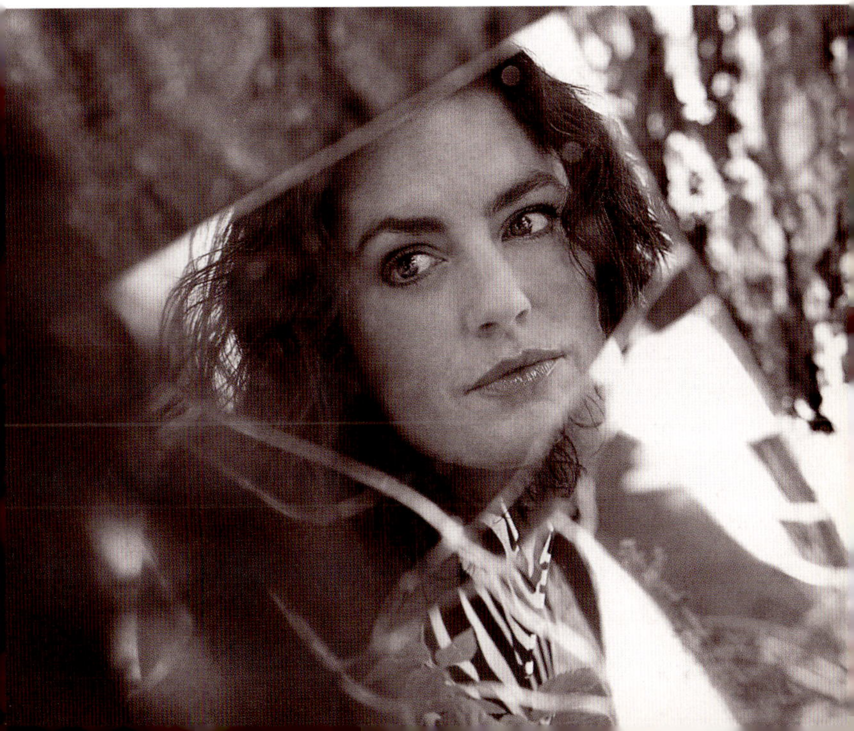

Ich gehöre nicht zu diesem Typ Mensch. In Prüfungssituationen wie z. B. Vorsprechen oder Castings, in denen man in möglichst kurzer Zeit überzeugen muss, bin ich kein Gewinner. Ich scheitere in Situationen, in denen es heißt: »Sie haben 30 Sekunden, zeigen Sie, was Sie können.« Für mich muss man sich Zeit nehmen. Man erkennt mich erst auf den zweiten Blick. Ist das ein Problem? Nein: Ich bin einfach so, wie ich bin. Und das ist gut so.

Schaffen Sie sich eine Bühne

Ist es Ihnen unangenehm, andere Menschen anzusprechen oder im Mittelpunkt zu stehen? Fühlen Sie sich mulmig, wenn alle Augen auf Sie gerichtet sind? Bleiben Sie entspannt, dann sind Sie bei sich. Falls Sie sich in solchen Situationen eher verkrampfen, dann üben Sie sie.

Versuchen Sie, in kleinen Schritten Ihre Blockaden zu überwinden. Gehen Sie ab und zu ein Risiko ein. Hinterfragen Sie tief sitzende Gewohnheiten und stellen Sie diese auf den Kopf. Brechen Sie einfach mal aus den gewohnten Bahnen aus. Beginnen Sie mit einem ganz kleinen Risiko. Wenn Sie beispielsweise zuhause bei Tisch immer auf einem bestimmten Platz sitzen, dann brechen Sie einmal mit der Regel. Und genießen Sie die Unruhe, die diese neue Sitzordnung verursacht. Wenn Sie mutiger sind, gehen Sie zum Friseur und ändern Ihren Haarschnitt oder leisten Sie sich einmal ein außergewöhnliches Outfit. Brechen Sie aus dem gewohnten Trott aus und entdecken Sie so ganz neue Seiten an sich.

Und akzeptieren Sie Verbote nicht einfach. Hinterfragen Sie vielmehr, warum man etwas nicht tun sollte und wie es wäre, ein Verbot zu brechen. Diese Form der Frechheit bringt Sie oft weiter als Anpassung. Der Buchtitel »Gute Mädchen kommen in den Himmel, böse überall hin« drückt genau diese Haltung aus. Wir Frauen sind von Kindesbeinen an daran gewöhnt, nett und brav zu sein, zu gefallen, bloß nicht aus der Reihe zu tanzen. Wir orientieren uns an

▷ **Lassen Sie sich nicht verbiegen: Vollweiber haben ihren eigenen Kopf und ihre eigene Meinung.**

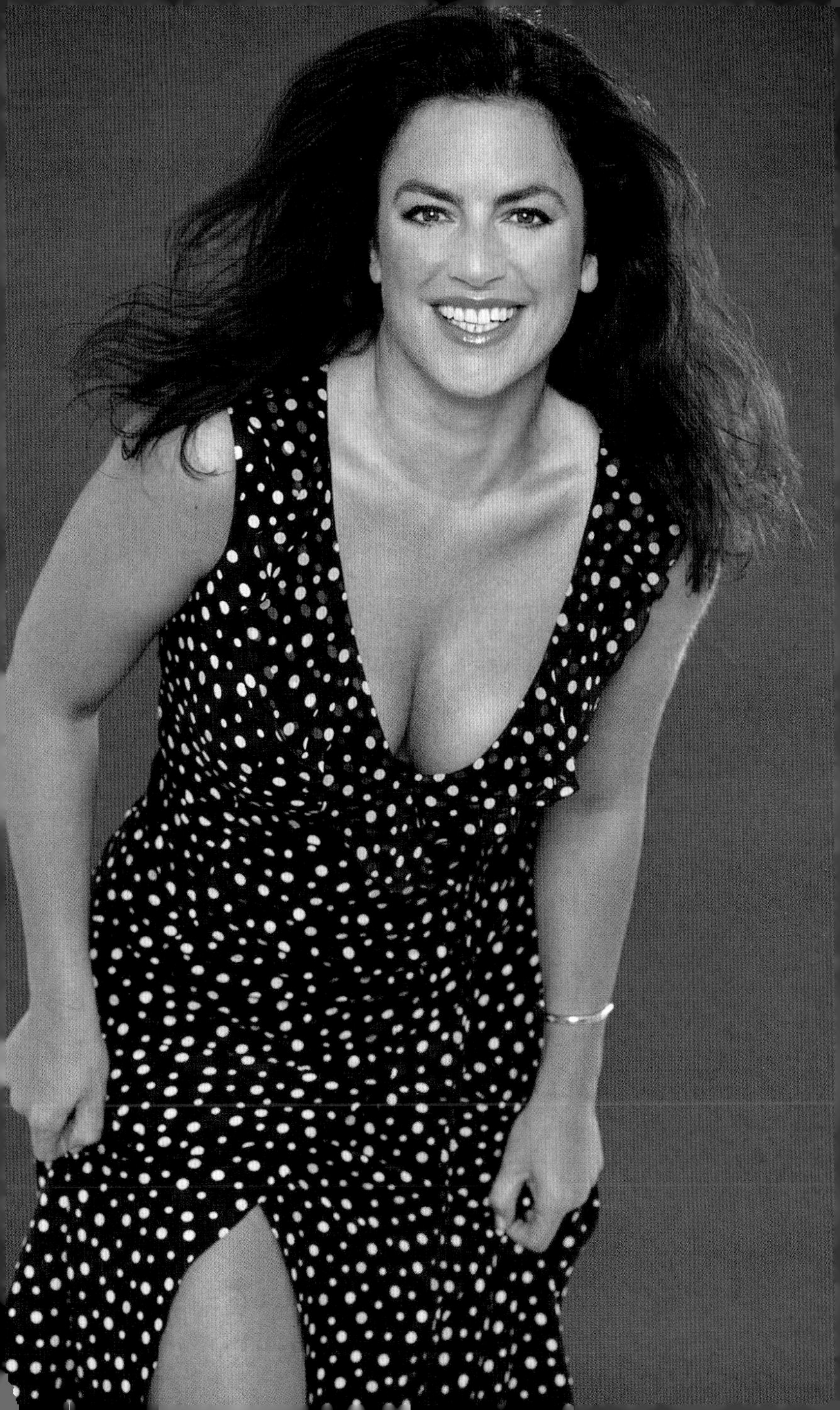

anderen, um anerkannt zu werden. Damit macht man sich aber vor allem abhängig vom Urteil anderer Menschen. Ein Vollweib unterwirft sich keinem Gruppenzwang, sondern lebt seine Individualität. Bevor Sie sich einer fremden Meinung anschließen, sollten Sie auf Ihren Bauch hören. Ihre Intuition sagt Ihnen sofort, ob Sie sich dabei wohl fühlen oder nicht. Hören Sie auf Ihre eigene innere Stimme, dann haben Sie den besten Ratgeber der Welt.

Nehmen Sie sich ernst, aber nicht wichtig

Wer nur um sich selbst kreist, hat weder Selbstbewusstsein noch Humor. Dieses Phänomen kann man bei vielen Politikern beobachten. Von der Macht berauscht, fühlen sie sich ungeheuer wichtig und verlieren mit der Zeit den Kontakt zu ihren Mitmenschen. Machen Sie sich frei davon, Everybody's Darling sein zu wollen. Es ist nicht wichtig, was andere über Sie denken oder sagen. Entscheidend ist, wie Sie sich selbst fühlen und nicht, wie andere Sie beurteilen. Das gilt auch in Sachen Schönheit.

Genormte Schönheit: der Beauty-Quotient

Machen Sie sich bewusst, dass äußerliche Schönheitsideale vergänglich sind. Wenn Sie zu einer anderen Zeit gelebt hätten oder auf einem anderen Kontinent zuhause wären, würden Sie vielleicht als Ideal-Schönheit gelten. Denn Schönheit ist ein relativer Begriff. Mittlerweile wurde versucht, Gesichter zu vermessen und anhand der Abstände zwischen Augen, Nase und Mund und der Symmetrie Regeln für die Schönheit abzuleiten. Ein Computer ermittelt anhand von bis zu 150 Punkten im Gesicht die Proportionen zueinander. Je näher man den Idealwerten kommt, umso höher ist der Beauty-Quotient (BQ) und damit der Schönheitsgrad. Aber ein Vollweib hat dazu nur eine Meinung: alles Quatsch. Jeder Mensch ist anders und in der Vielfalt liegt das Geheimnis der Schönheit.

Finden Sie Ihren Schönheits-Standpunkt

Unsere Geisteshaltung ist mit der Software eines Computers vergleichbar. Und dieses Programm können Sie selbst umschreiben. Von Kindesbeinen an werden wir durch Erziehung, Erfahrungen und die Umwelt programmiert und lernen dadurch, Menschen, Situationen, Ereignisse und Dinge zu beurteilen. Unbewusst behalten wir oft Denkmuster bei, die uns Eltern und Lehrer mitgegeben haben. Die Frage ist, ob diese Denkmuster wirklich unsere eigenen sind oder ob wir sie über Bord werfen müssen.
Von meinem Naturell bin ich eigentlich keine Optimistin. Typisch Krebs – so mein Sternzeichen. Aber ich arbeite seit Langem bewusst an meiner Einstellung und habe viele Denk- und Verhaltensweisen überdacht und korrigiert. In meinem ersten Buch »Die Vollweib-Diät« können Sie nachlesen, wie ich meine Einstellung zu meiner Figur und meinem Körper komplett verändert habe. Was mein Essverhalten und meine Ernährung betraf, habe ich mich umprogrammiert. Veränderungen bereiten uns anfangs immer Schwierigkeiten. Es liegt wohl in der Natur des Menschen, an alten Gewohnheiten festzuhalten und Neues zuerst einmal abzulehnen. Aber der Weg ist das Ziel. Stellen Sie sich nicht gleich ganz auf den Kopf, sondern beginnen Sie mit kleinen Schritten.

SCHOEN wie charismatisch

Haben Sie das gewisse Etwas? Mit Sicherheit. Nur wissen Sie es vielleicht noch nicht. Auf Ihre Ausstrahlung und Ihre Wirkung auf andere haben Sie mehr Einfluss, als Sie vielleicht denken. Als Schauspielerin gehört das Rollenspiel zu meinem Beruf. Ich schlüpfe in andere Charaktere und muss mit den Eigenschaften der jeweiligen Person im Film leben. Das schult natürlich mein Auftreten. Ich habe es gelernt, mit einem Blick oder einem Schulterzucken Signale zu senden. Der Schlüssel für Ihr Charisma liegt allein in Ihrer Persönlichkeit. Mit Ihrem Körper, den Augen oder Ihrer Stimme übermitteln Sie Botschaften. Es gibt Menschen, die von Natur aus ihre Gott gegebenen Attribute ausspielen können. Aber wenn Sie nicht nur auf Äußerlichkeiten setzen, sondern Ihre Persönlichkeit ins Spiel bringen, sind Sie überlegen. Denn dann sind Sie sich Ihres Selbst bewusst, haben an Ihrer Persönlichkeit gearbeitet, sind dadurch gereift. Erst dann sind Sie über pure Äußerlichkeiten erhaben und können Ihre charismatische Wirkung wirklich entfalten. Und Charakter überlebt jeden Zeitgeist.

Die Macht Ihrer Ausstrahlung

Ein gesunder Körper und eine harmonische Gestik zeigen, dass Sie mit sich im Einklang sind. Einer angenehmen Stimme lauscht man gerne, einem intensiven Blick kann sich niemand entziehen. Ausstrahlung ist die Gesamtheit Ihrer Wirkung auf andere Menschen. Unsere Ausstrahlung ist entscheidend dafür, wie selbstsicher wir auf andere wirken. Und wenn wir positiv und selbstbewusst sind, baut das positive Feedback anderer Menschen unser Selbstbewusstsein noch weiter auf. Dadurch entsteht eine Erfolgsspirale. Sie beginnt mit der Wirkung Ihrer Erscheinung. Ihre Körpersprache ist der unbewusste Ausdruck Ihrer Persönlichkeit und wird auch von Ihrem Gegenüber wahrgenommen. Wir verstehen diese Signale, ohne uns bewusst darüber Gedanken zu machen.

Viele Menschen neigen nach einer Trennung dazu, sich innerlich zu verschließen und wundern sich dann, dass sie keinen neuen Partner finden. Dabei übersehen sie aber, dass sie genau dieses Signal – »Ich bin nicht bereit, ich lasse niemanden an mich heran« – aussenden. Mit der Schönheit ist das ähnlich: Wer mit sich im Einklang ist, strahlt das auch aus. Männer gehen oft viel gelassener und unkritischer mit sich um. Wir Frauen zermürben uns, weil wir glauben viele Makel zu haben. Diese Haltung lässt dann die einfachsten Signale wie ein Lächeln auf den Lippen erstarren. Erst wenn wir locker werden und loslassen, kommen neue Menschen auf uns zu. Deswegen ist es auch nicht verwunderlich, dass man gerade dann wieder einen neuen Partner findet, wenn man am allerwenigsten damit rechnet.

Die Körpersprache: Signale aus dem Unterbewusstsein

Achten Sie deshalb auf die Körpersprache, Ihre eigene und die der anderen. Überprüfen Sie einmal, welche Haltung Sie oder Ihr Gegenüber einnehmen, wie Mimik und Gestik wirken. Kleidung und Frisur können Ihre Ausstrahlung verstärken. Dabei liegt die Betonung nicht auf dem, was Sie tragen, sondern wie Sie es tragen. Aber auch die Wahl der Farben und Schnitte sind Ausdruck einer inneren Haltung. Ein Mensch, der nicht wahrgenommen werden möchte, trägt unklare, triste Farben und Kleider, die den Körper verhüllen statt ihn zu betonen. Bis heute kann ich nicht verstehen, warum fast alle Modeleute, Designer wie Modejournalisten, überwiegend Schwarz tragen, während sich die vorgestellte Mode der ganzen Farbpalette bedient.

Ebenso wichtig wie die Körpersprache ist Ihre Stimme. Lautstärke, Betonung und Wortwahl sowie das, was Sie sagen, haben eine bestimmte Wirkung auf Ihre Zuhörer. Als Schauspielerin habe ich gelernt, meine Stimme gezielt einzusetzen; auf manche Rollen bereite ich mich nach wie vor mit professionellem Sprachtraining vor. Für den Laien ist das Singen eine gute Stimmübung. Singen Sie zuhause oder im Auto laut die Charts im Radio mit. Eine geübte Stimme kann mitten ins Herz treffen. Denn dem Wohlklang schenkt man gerne Gehör.

Lachen Sie sich schön, glücklich und gesund

Noch wichtiger finde ich das Lachen. Es verändert Ihre Mimik entscheidend. Die Lippen öffnen sich, die Mundwinkel bewegen sich nach oben. Der Muskelzug kräuselt die Haut, zaubert Lachfältchen um die Augen. Macht das schön? Eindeutig ja. Wir sehen uns zwar nicht selbst beim Lachen, es sei denn, wir stehen vor dem Spiegel. Aber wir spüren augenblicklich die Wirkung auf unser Gegenüber. Niemand kann sich einem Lachen entziehen. Es wirkt wie ein Magnet. Sobald wir irgendwo Gelächter hören, schauen wir unwillkürlich in diese Richtung, wollen den Grund für die Heiterkeit wissen und mitlachen. Und wenn wir unseren Mitmenschen mit einem La-

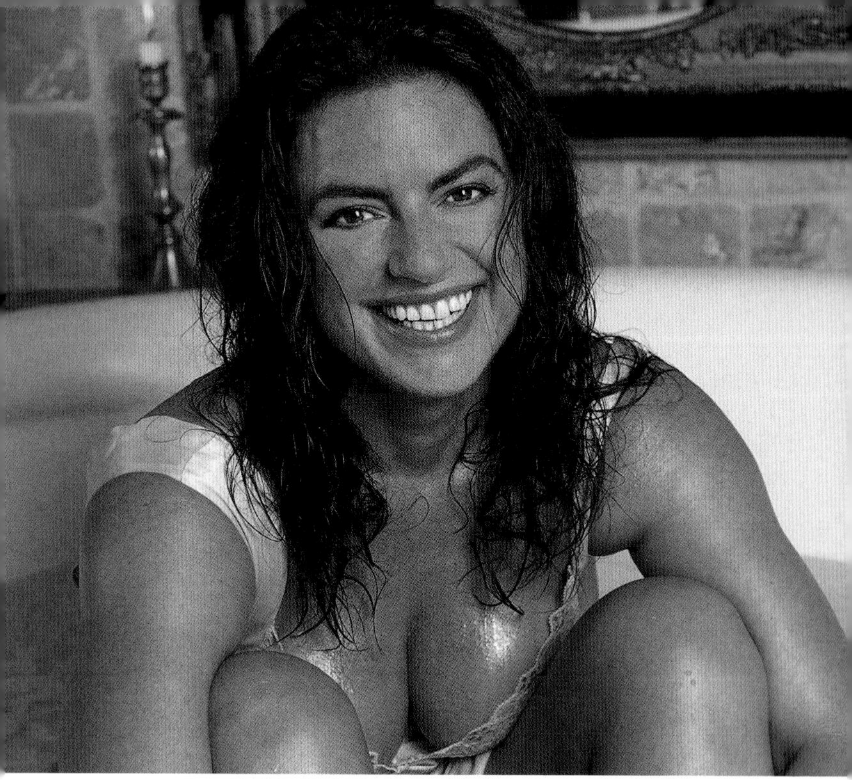

Dass Lachen gesund ist, ist mehr als ein Sprichwort: Tatsächlich setzt es Glückshormone frei und stärkt das Immunsystem.

chen begegnen, verwandelt sich selbst mancher Griesgram in einen freundlichen Zeitgenossen.

Laut Statistik lachen Erwachsene durchschnittlich 15-mal pro Tag, Kinder bis zu 400-mal. Oft geschieht dies unbewusst, ohne dass wir uns Gedanken darüber machen. Aber Lachen hat für uns wichtige Funktionen: Alleine im Gesicht mobilisiert es 18 Muskeln. Es senkt den Herzschlag und den Blutdruck und transportiert mehr Sauerstoff ins Gehirn. Das Zwerchfell bewegt sich dabei und massiert die Organe im Bauch.

Und es hat auch einen psychologischen Effekt: Jedes Lachen lässt Ihren Körper in einem Cocktail aus Glückshormonen baden. Dazu zählen Serotonin, Acetylcholin, Dopamin, Noradrenalin und die Endorphine. Sie bewirken, dass sich ein umfassendes Wohlgefühl ein-

stellt. Lachen macht locker, baut Hemmschwellen ab und hilft, angestaute Aggressionen loszuwerden. Schwierige Situationen werden durch ein Lachen entkrampft. Deswegen kommen fröhliche Menschen leichter durchs Leben. Sie lassen sich von Problemen nicht so leicht aus der Fassung bringen und finden eher Lösungen.
Weil Lachen außerdem zahlreiche Muskeln aktiviert, sollen zehn Minuten Lachen wie eine halbe Stunde im Fitnessstudio wirken. Das Herz-Kreislauf-System wird aktiviert und das Lungenvolumen erweitert. Untersuchungen belegen ebenfalls, dass Lachen das Immunsystems stärkt, indem es die Abwehrzellen im Körper mobilisiert. Deshalb macht Lachen gesund. Nicht umsonst gibt es so genannte Mediclowns, die Kinder im Krankenhaus besuchen und die kleinen Patienten zum Lachen bringen. Die gute Laune, die die Clowns verbreiten, hilft den Kindern beim Kampf gegen die Krankheit.
»Ein Tag ohne Lachen ist ein verlorener Tag«, sagt ein Sprichwort. Und Wissenschaftler haben festgestellt, dass Frauen doppelt so häufig lachen wie Männer. Vielleicht werden wir deshalb älter als Männer?

Ziehen Sie andere in Ihren Bann

Wer innerlich für etwas brennt, kann Berge versetzen und Menschen begeistern. Deshalb haben charismatische Menschen immer eine große Fangemeinde. Wir fühlen uns wohl in der Nähe von Menschen mit Ausstrahlung, weil wir die positive Aura spüren und etwas von diesem Strahlen einfangen möchten. Charismatische Menschen sind immer auch leidenschaftlich. Ihre Intensität beeindruckt, das Engagement, mit dem sie ihre Ziele verfolgen, reißt mit. Dieser Kombination kann sich niemand entziehen. Charismatische Menschen verfügen über Führungsqualitäten, weil sie die Aufmerksamkeit und die Neugier auf sich ziehen. Ihre Ausstrahlung hat magnetische Wirkung.
Die größte Gefahr dabei ist natürlich die Selbstüberschätzung. Deshalb gehört zum Charisma Humor; man muss über sich selbst lachen können. Wenn Sie auf einen Charismatiker treffen, dann beobachten Sie ihn genau – und lernen Sie von ihm.

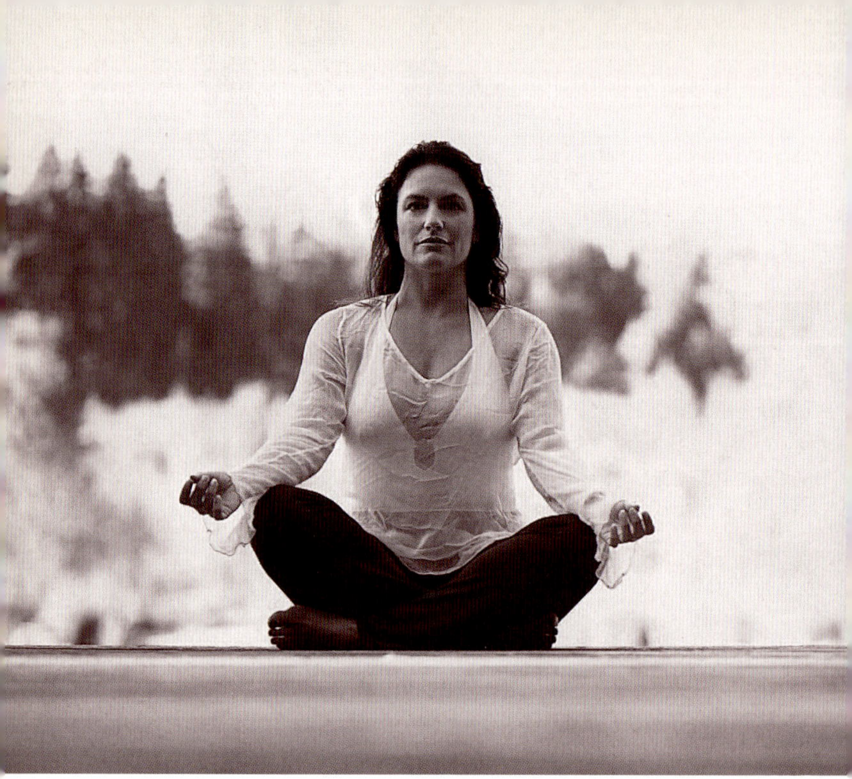

In der Ruhe liegt die Kraft: Meditation ist der Schlüssel für innere Harmonie und Ausgeglichenheit.

SCHOEN wie harmonisch

Was Körper und Seele gut tut, lässt auch die Haut strahlen. Die innere Harmonie spiegelt sich im Aussehen wider. Deshalb ist die Balance zwischen Körper, Geist und Seele ein wesentlicher Baustein für die Schönheit. Im Alltag bleibt die Harmonie schnell einmal auf der Strecke: Stress, Hektik und Ärger stören den Einklang. Als Gegenpol müssen wir uns kleine Inseln schaffen, Ruhe tanken und uns auf uns selbst besinnen.

Konzentration harmonisiert

Sie haben das bestimmt auch schon einmal erlebt: Sie beschäftigen sich mit einer Sache, vielleicht im Beruf, im Garten oder im Haus, und um Sie herum gibt es nichts anderes mehr. Ihre gesamte Aufmerksamkeit ist bei dem, was Sie gerade tun. Das ist Hingabe, neudeutsch nennt man das »Flow«. Nichts kann Sie aus der Ruhe bringen oder stören. Sie überhören es sogar, wenn man Sie anspricht. Sie sind einfach total versunken in die Arbeit. Das erleben Handwerker und Chirurgen ebenso wie Gärtner, Hausfrauen und Dirigenten. Dabei kommt es nicht so sehr darauf an, welcher Art diese Beschäftigung ist, solange man sie nur konzentriert ausführt.

Harmonie als Lebensgefühl

Sich dem Moment und dem, was man tut, ganz hinzugeben, zeichnet ein Vollweib aus. Und das bezieht sich auch auf das Gegen-über. Wenn ich mit einem Menschen rede, dann konzentriere ich mich auf ihn. Das gebietet nicht nur die Höflichkeit, es ist auch die Konsequenz dessen, was ich zu leben versuche: ein Vollweib mit magischer Ausstrahlung zu sein. Erfolg im Beruf und im Privaten resultiert aus dieser Einstellung. Wenn ich etwas wirklich von ganzem Herzen möchte, dann setze ich alles dafür in Bewegung. Ich brenne dann für diese Idee. Und das steckt andere an.

MEIN TIPP: Halten Sie mit Ihrer Meinung und Ihren Gefühlen nicht hinter dem Berg. Engagierte, leidenschaftliche Menschen zeigen Profil und Persönlichkeit und leben viel intensiver als angepasste.

Den Moment wahrzunehmen, heißt, sich für Menschen, Aktionen, Ideen und Ereignisse zu begeistern. Ein Vollweib entscheidet mit dem Bauch. Deswegen reagiere ich spontan und direkt. Und das steckt die anderen an. Authentische Menschen wirken immer faszinierend auf andere.

Deswegen finde ich es megalangweilig, »cool« zu sein. Nur ein Gesicht, in dem man auch Gefühle lesen kann, wirkt lebendig. Lachfältchen um die Augen machen das Lachen erst richtig schön. Ich liebe deshalb die mediterrane Lebensart, wo die Menschen laut und heftig, emotional und temperamentvoll reagieren. Sie zeigen, was in ihnen vorgeht, verstecken ihre Gefühle nicht. Als Schauspielerin muss ich auf der Klaviatur der Gefühle spielen, aber ich kann nur glaubhaft darstellen, was auch wirklich in mir ist. Dass Schönheit von innen kommt, ist deshalb keine bloße Redensart. Lebendigkeit, Temperament, Gefühl – die Attribute des Vollweibs – kommen aus dem Inneren. Und wenn Sie diese Eigenschaften herauslassen, kann sich niemand Ihrer Wirkung entziehen. Probieren Sie es aus!

Oasen für die Schönheit

Um die Anspannung von Beruf und Alltag abzubauen, gönne ich mir regelmäßig Wellness-Pausen. Geeignete Erholungsoasen finden Sie zuhause im Badezimmer, in Spas oder in Hotels. Solche Inseln sollte jeder hin und wieder aufsuchen. Denn zur Schönheit gehört Entspannung. Hier kann man den Alltag vergessen, das Leben auf die leichte Schulter nehmen und sich von Kopf bis Fuß verwöhnen lassen. Schon nach einer Wellness-Stunde hat man Vitalität und Lebensfreude getankt, die Gesichtszüge und Muskeln entspannen sich.
Eine ideale Zeit, um etwas für die innere und äußere Harmonie zu tun, ist natürlich der Urlaub. Ich verbringe meine Ferien überwiegend in Spanien. Unser Ferienhaus bei Estepona in Andalusien ist ein großes Glück für mich. Für meine Familie und mich ist es ein zweites Zuhause. Das Licht des Südens, die Wärme, die Blütenpracht – das alles ist ein reines Lebenselixier. Hier finden mein Mann und ich alles, was wir zum Leben brauchen: eine perfekte Mischung aus Ruhe und Hektik, aus Trubel und Abgeschiedenheit. Ich liebe es genauso, den Sonnenuntergang zu zweit zu genießen, wie in das Getümmel auf den Einkaufsmeilen einzutauchen. Die Schönheit des Landes, das milde Klima und die freundlichen Menschen sind ein unschätzbarer Luxus. Die Vielfalt der Eindrücke beruhigt und besänftigt meine Sinne.

SCHOEN wie optimistisch

Lieben Sie, was Sie sind und was Sie tun? Dann sind Sie ein glücklicher Mensch. Immer wieder können wir Menschen beobachten, die ausgesprochen glücklich sind, obwohl sie scheinbar weniger besitzen als wir. Vielleicht denken wir dabei: »So könnte ich nicht leben«, wundern uns aber über das Glück, das uns entgegenstrahlt. Im Wörterbuch steht bei Optimismus »Hoffnung, Lebensbejahung, Lebensmut und Zuversicht«, ein Optimist wird definiert als »Person, die eine positive Lebenseinstellung hat, die vor allem die guten Seiten der Dinge sieht«.

Was ist Glück?

Der römische Philosoph Seneca beschrieb einen Menschen als glücklich, der die angenehmen Dinge des Lebens zu schätzen weiß, ohne sein Herz an sie zu hängen, und der eine positive Einstellung zur Realität hat. Ich finde seine Glücksdefinition auch heute noch zutreffend. Ein glücklicher Mensch ist kein Traumtänzer, sondern ein Realist, der seine Ziele und Möglichkeiten sehr genau kennt.
Der Dalai-Lama sagte einmal sinngemäß, dass man Glück erst dann empfinden kann, wenn man auch das Leid annimmt. Diese beiden Pole gehören zusammen, das eine kann man ohne das andere nicht erleben. Glückliche Menschen investieren viel Zeit und Energie in ihre sozialen Beziehungen, sind extrovertiert, optimistisch und haben ein ausgeprägtes Selbstwertgefühl. Diese Fähigkeit zum Glück wird uns nicht in die Wiege gelegt, wir müssen sie erlernen. Das Glücksmotto ist bekannt: »Willst du immer weiter schweifen? Sieh, das Gute liegt so nah! Lerne nur das Glück ergreifen. Denn das Glück ist immer da!«

Das Glück liegt im Hier und Jetzt

An manchen Tagen könnte man die Welt umarmen. Man genießt jede Sekunde, fühlt sich rundherum wohl. Ein Vollweib versucht, jeden Tag zum Feiertag zu machen. Ich versuche in der Gegenwart zu leben und den Augenblick zu genießen. Die Vergangenheit ist passé, und was die Zukunft bringt, kann mir auch das Horoskop nicht verraten.

Das Jetzt zählt. Der Dalai-Lama sagt: »Wenn ich Tee trinke, dann trinke ich Tee.« Das klingt so einfach, aber es ist doch sehr schwer. Wirklich bei einer Sache zu sein, ist Meditation. Probieren Sie es einmal mit einer Tasse Tee oder Kaffee aus. Sie werden merken, wie schnell die Gedanken abschweifen und Sie im Geiste ganz woanders sind als bei dem, was Sie gerade tun. Diese konzentrierte Haltung ist nicht leicht zu erlernen, aber absolut erstrebenswert. Ich versuche, alles was ich tue, mit ganzem Herzen und voller Konzentration zu tun. Für meinen Beruf ist das unabdingbar. Man kann nicht nur ein bisschen schauspielern. Vor der Kamera stehen heißt, mit Körper, Geist und Seele dabei zu sein. Aber das gilt auch für alle anderen Dinge des Lebens.

Der Glücksfaktor

In seinem Buch »Der Glücksfaktor« beschreibt Psychologe Dr. Martin Seligmann, wodurch das Hochgefühl entsteht. In unserem Jahrhundert wird Glück gleichgesetzt mit Vergnügen, Erfolg und Genuss. Aber diese Faktoren sind oberflächlich und vergänglich. Wahres, dauerhaftes Glück braucht drei Komponenten: Die Voraussetzung für ein vergnügliches Leben, so der Autor, ist die Fähigkeit sich zu freuen. Das Erkennen der eigenen Stärken und Schwächen ist der zweite Baustein. Und schließlich wird nur ein Leben, in dem man seine persönlichen Kräfte für höhere Ziele einsetzt, als sinnvoll empfunden. Diese drei Ebenen erlauben es uns Glück zu empfinden. Dabei spielen Geld, Gesundheit oder Bildung nur eine untergeordnete

▷ **Den Augenblick leben, Dinge tun, die man liebt – das ist Glück.**

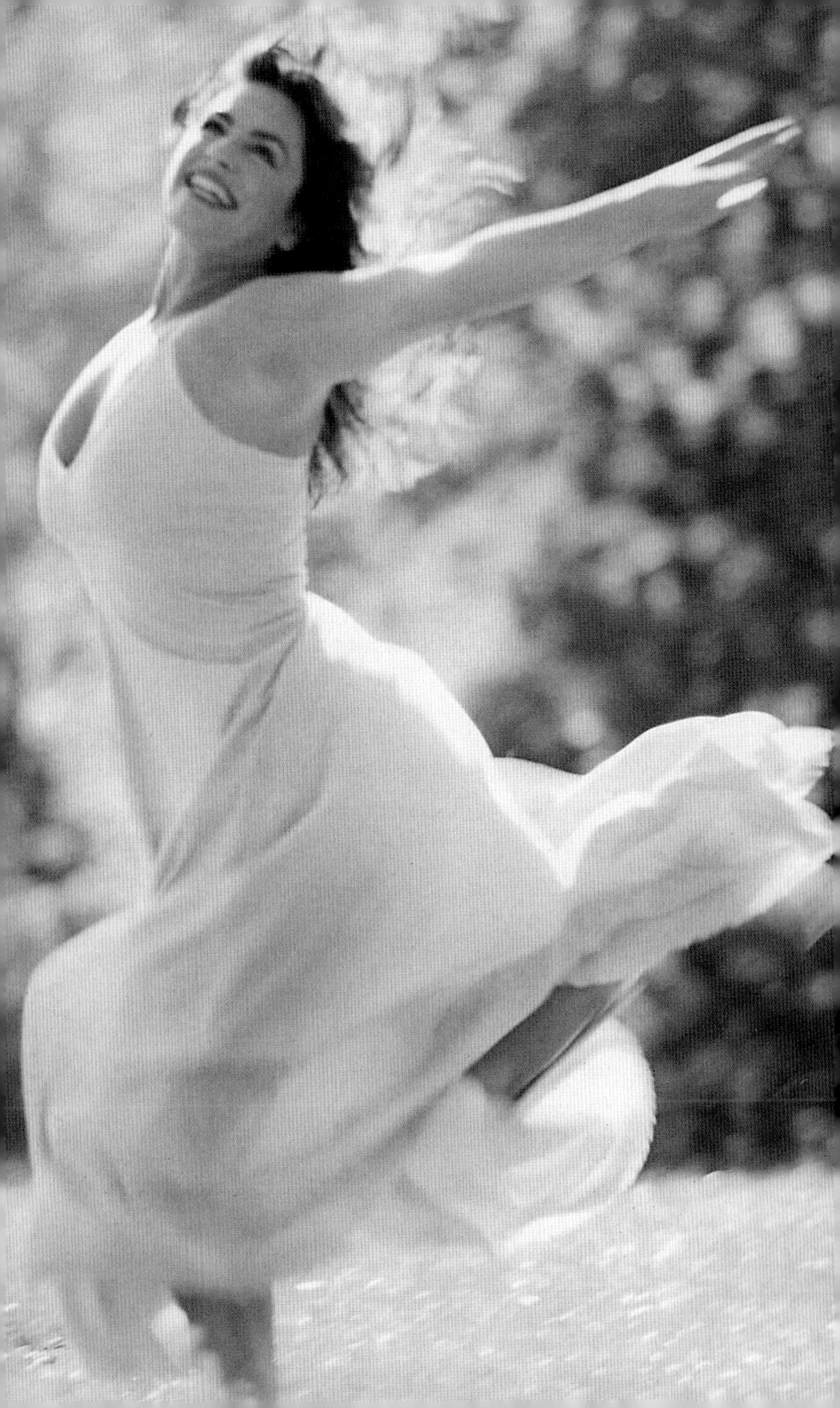

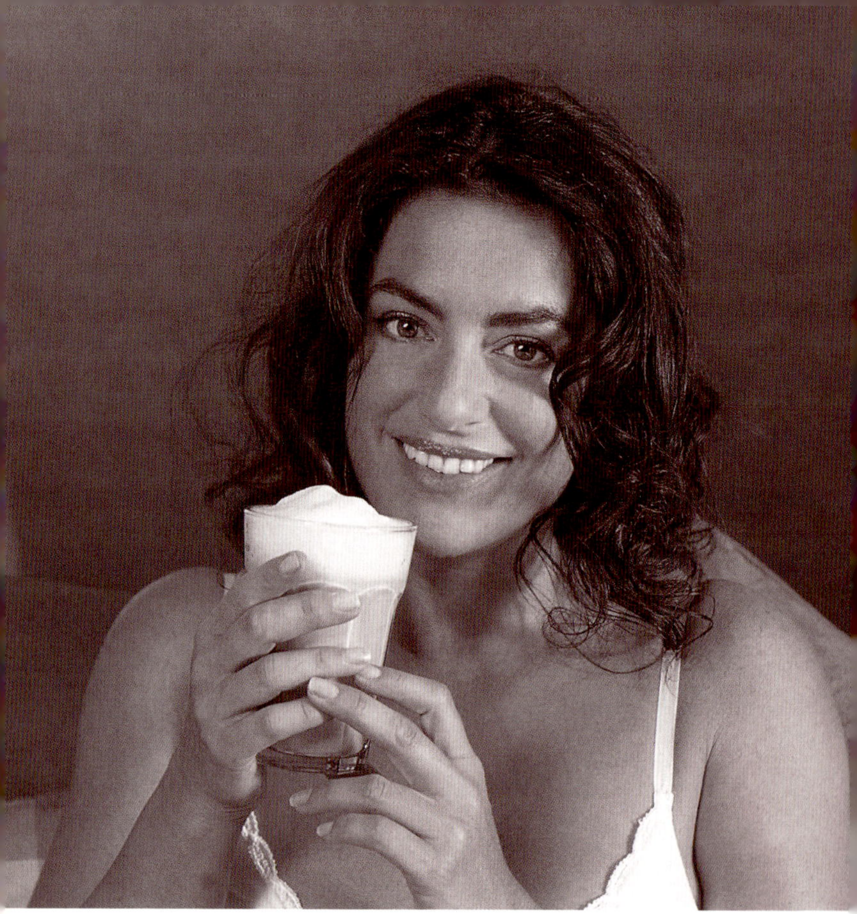

Ein köstlicher Latte macchiato macht selbst müde Morgenmuffel munter.

Rolle. Als Fazit kann man also feststellen: Es liegt nicht an den Umständen, sondern an uns selbst und an unserer Einstellung, ob wir uns glücklich fühlen.

Zehn Gute-Laune-Tipps gegen Stimmungstiefs

Leider kenne auch ich Stimmungsschwankungen nur allzu gut. Ein Vollweib kennt jedoch ein paar Tricks, um gegen die schlechte Stimmung anzusteuern. Wenn sich der Pessimismus bei Ihnen meldet, dann helfen Ihnen vielleicht meine Gute-Laune-Tipps.

1. Koffein-Kick im Bett

Sie wachen auf und spüren, wie der Trübsinn Besitz von Ihnen nimmt. Ich kenne solche Phasen. Dann möchte ich am liebsten den ganzen Tag die Decke über den Kopf ziehen. Wenn es sich arrangieren lässt, bleibe so lange wie möglich liegen und versuche sanft in den Tag zu starten, zum Beispiel mit einem Frühstück im Bett. Ein Latte macchiato, in aller Ruhe genossen, weckt die Lebensgeister. Und zwei bis drei Tassen Kaffee pro Tag sind gesund! Die Tasse Kaffee am Morgen stimuliert jede Zelle, denn Koffein regt Atmung, Kreislauf und Verdauung an.

Die Reizstoffe im Kaffee verengen sanft die Gefäße. Das pumpt das Blut gleich nach dem Aufstehen mit Kraft durch den Körper – für Menschen mit niedrigem Blutdruck die beste Medizin. Bereits eine Tasse hebt den Serotoninspiegel, wie eine Studie der Harvard-Universität beweist. Das Muntermacher-Hormon nimmt jedem Stimmungstief die Luft und schützt sogar vor depressiven Verstimmungen. Und Kaffee steigert die Konzentration, macht wacher und leistungsfähiger.

2. Einfach untertauchen

Wasser tut der Seele gut. Deshalb empfehle ich ein wohliges Vollbad gegen die trübe Laune. Das Wasser sollte nicht heißer als 39 Grad sein, weil es sonst den Kreislauf zu sehr belastet. Ein duftendes Badeöl, dazu sanfte Musik und schöne Beleuchtung, sorgen für einen gewaltigen Stimmungsschub. Ein Bad am Morgen nimmt die Erdenschwere. Im Wasser zu liegen vermittelt uns etwas von der Leichtigkeit des Seins. Verzichten Sie an tristen Tagen auf die Morgendusche und gönnen Sie sich stattdessen ein ausgiebiges Wohlfühlbad.

3. Die Musik aufdrehen

Ob Klassik oder Pop – schöne Musik in der richtigen Lautstärke geht unter die Haut. Ich habe ein paar Lieblings-CDs, die ich auflege, wenn ich einen Durchhänger habe. Dazu singe ich aus voller Kehle mit. Das wirkt Wunder. Die Musik bringt meine Seele zum Schwingen und nimmt der schlechten Laune die Luft. Dass Musik Stimmungen beeinflussen kann, ist wissenschaftlich bewiesen. Die richtigen Töne wirken wie Medizin.

4. An etwas Schönes denken

Wenn mich der Pessimismus packt, ziehe ich mich manchmal zurück an einen ruhigen Ort und hole mir einen schönen Moment in die Erinnerung zurück. Das können Erlebnisse aus der Kindheit sein oder ein besonders glücklicher Urlaubstag. Ich schwelge dann in diesen Erinnerungen und versuche die positiven Empfindungen noch einmal zu fühlen. Aus Pessimismus wird so schnell wieder ein Wohlgefühl.

5. Sich selbst beschenken

Wann haben Sie sich selbst das letzte Mal ein Geschenk gemacht? Wenn die Lebenslust Pause macht, dann ist es Zeit dafür. Gehen Sie in die Stadt und kaufen Sie sich etwas Schönes. Das kann ein Duft oder ein Lippenstift sein, ein Tuch oder ein neues Outfit. In Ruhe stöbern, etwas Neues ausprobieren, durch die Geschäfte schlendern, die Seele baumeln lassen – das wirkt wie ein Kick auf das Stimmungsbarometer.

6. Einen netten Menschen treffen

Und wenn Sie schon beim Bummeln sind, verbinden Sie es doch gleich mit einem Treffen, das Sie auf andere Gedanken bringt. Sie kennen bestimmt einen fröhlichen, netten Menschen. Rufen Sie ihn an und verabreden Sie sich mit diesem Optimisten. Lassen Sie sich anstecken von der guten Laune des anderen. Und nehmen Sie sich selbst dabei nicht so ernst. Die Selbstmitleidstour ist ein Stimmungskiller, für Sie selbst und für Ihre Umwelt.

7. Sport macht Laune

Von allen Tipps ist das mein Favorit: Wenn ich mich seelisch am Boden fühle, gibt es eine Sache, die mein Stimmungsbarometer garantiert hochschnellen lässt – Sport. Eine Stunde laufen oder auf dem Crosstrainer trainieren, und die Welt sieht für mich sofort wieder anders aus. Auch wenn Ihre Stimmung dagegen spricht, raffen Sie sich zu etwas körperlicher Bewegung auf. Innere Prozesse beim Sport stimulieren die gute Laune. Mehr zum Thema Sport und Laufen erfahren Sie im Kapitel »Mein Ernährungs- und Fitnessprogramm« ab Seite 52.

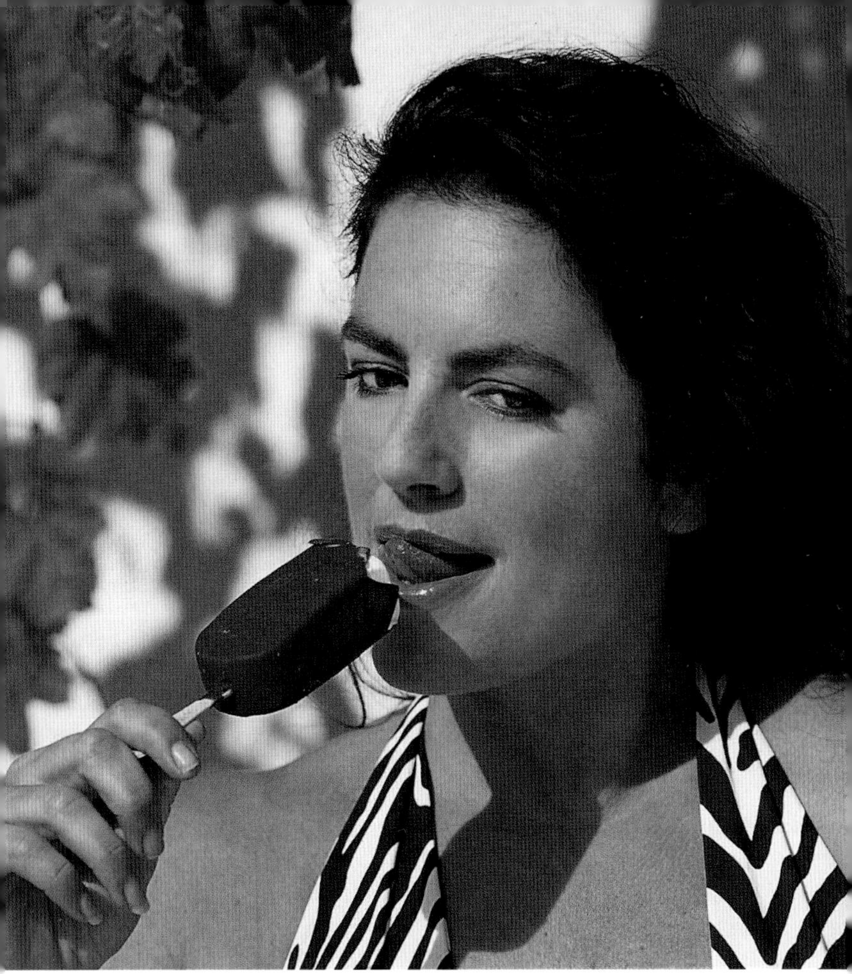

Schlemmen Sie sich glücklich! Süßigkeiten kitzeln nicht nur die Zunge, sie aktivieren auch die Produktion von Glückshormonen.

8. Sonne tanken

Leichter gesagt als getan, wenn sich die Sonne hinter dunklen Regenwolken versteckt. Trotzdem: Gehen Sie raus an die frische Luft und machen Sie einen Spaziergang – vielleicht zum nächsten Solarium. Tanken Sie einfach ein paar Minuten Sonne. Auch wenn die Strahlen künstlich sind, wirken sie wie echte: Sie gleichen gerade in der kalten Jahreszeit den Lichtmangel aus und lassen Winterdepressionen keine Chance.

9. Glückshormone naschen

Naschen macht glücklich. Vor allem Schokolade enthält einen Eiweißbaustein (Tryptophan), den der Körper zur Bildung seines Glückshormons benötigt. Tryptophan muss mit der Nahrung aufgenommen werden, weil es der Körper nicht selbst bilden kann. Je mehr davon im Blut ist, desto mehr kann dann im Gehirn zu Serotonin umgebaut werden. Dieser Botenstoff leitet die Informationen von einer Zelle zur nächsten und überbringt immer nur gute Nachrichten: Glück, Zufriedenheit und Entspannung.

10. Gute Laune geht durch den Magen

Essen gehört zu den elementarsten sinnlichen Genüssen. Ein knackiger Salat, buntes Gemüse, nach Kräutern duftender Fisch, ein saftiges Steak – je nach Geschmack lassen bestimmte Speisen jedem das Wasser im Munde zusammenlaufen.

Gönnen Sie sich Ihr spezielles Gute-Laune-Futter, wenn alles grau in grau erscheint.

MEIN TIPP: Helfen Sie der guten Laune mit kleinen Genüssen auf die Sprünge. Wer sich gelegentlich eine Tasse Kaffee, ein Glas Wein oder ein paar Pralinen gönnt, baut Stress schneller ab, als wer sich immer streng kasteit – das ist durch klinische Studien bewiesen.

Starten Sie eine Charme-Offensive

Wenn Sie beispielsweise ein Morgenmuffel sind, dann nehmen Sie sich einmal bewusst vor, statt Frust gute Laune zu verbreiten. Beginnen Sie den Tag mit einem Lächeln. Machen Sie eine fröhliche Miene, auch wenn es Ihnen anfangs schwer fällt. Begrüßen Sie Ihre Mitmenschen mit einem Augenzwinkern. Das ist nun wirklich keine Kunst. Aber beobachten Sie die Reaktionen. Die Volksweisheit »Wie man in den Wald hineinruft, so schallt es heraus«, wird sich schnell als wahr herausstellen. Ihr Partner, Ihre Familie oder Ihre Kollegen werden über Ihr neues Auftreten staunen und sich darüber freuen. Ein freundliches, gewinnendes Wesen ist ein weiterer Baustein auf dem Weg zur inneren Schönheit.

Die Kraft der Gedanken

Es ist unser Geist, der uns antreibt weiter zu machen, wenn unser Körper schon längst schlapp gemacht hat. Ihre Motivation und das Ziel, das Sie erreichen wollen, sind entscheidend. Deswegen sollten Sie Ihre Einstellung zu sich und Ihrem Körper überprüfen. Ihr Körper ist schön und er weiß am allerbesten, was gut für ihn ist. Vertrauen Sie auf Ihren Bauch, Ihre innere Stimme. Ein optimistischer Mensch hängt schlechten Erfahrungen nicht lange nach. Er verzeiht sich und anderen leichter einen Fehler. Wenn Sie sich hingegen lange an Negatives erinnern, sich unangenehme Erfahrungen immer wieder ins Gedächtnis rufen oder sich ständig über die Fehler eines anderen Menschen ärgern, können Sie keinen Optimismus empfinden – oder finden Sie Nörgler und Miesepeter interessant?

SCHOEN wie elegant

Ihr Aussehen, Ihr Auftreten und Ihre Wirkung bestimmen Sie selbst. Als Vollweib lege ich großen Wert auf meinen Auftritt. Der Beruf bringt das natürlich mit sich, aber auch Nicht-Schauspielerinnen sollten sich ihrer Wirkung bewusst werden und damit spielen. Denn ob ich von innen heraus leuchte oder glanzlos wirke, hängt ganz allein von mir selbst ab.
Gerade in südlichen Ländern wie z.B. Italien können wir bei unseren Geschlechtsgenossinnen viel über natürliche Eleganz lernen. Auch ältere Frauen achten hier auf eine gepflegte Erscheinung. Kittelschürzen oder schlabbrige Leggings sind tabu. Und auch den Gedanken »Es sieht mich ja nur mein Mann« sollten Sie aus Ihrem Kopf verbannen. Auch Hausfrauen sollten nicht zur grauen Maus mutieren, sondern sich hübsch anziehen und zurechtmachen – nicht nur für den Partner, sondern auch für sich selbst.

Nehmen Sie Haltung an

Warum haben schöne Menschen immer auch eine gute Haltung? Weil unsere Körperhaltung der unbewusste äußere Ausdruck unserer inneren Einstellung ist. Es gibt Berufe, in denen die gerade Haltung trainiert wird.

Als Schauspielerin ist meine Körperhaltung eine Möglichkeit des Ausdrucks. Sportler haben durch das regelmäßige Muskeltraining eine gute Körperhaltung. Aber auch jeder andere kann mit gezielten Workouts dafür sorgen, dass sich eine schlechte Haltung ins Gegenteil verkehrt: Ganz allmählich strafft man den Rücken, zieht den Bauch ein und nimmt die Schultern zurück.

Ein solches Auftreten zeigt Wirkung. Wenn Sie einen Raum betreten, zum Beispiel ein Restaurant, fliegen Ihnen dann die Blicke zu? Falls nicht, liegt das garantiert nicht an Ihrem Aussehen, an Ihrem Alter oder an Ihrer Figur. Der einzige Grund ist eine falsche Haltung. Präsenz hat nichts mit dem Geschlecht, der Größe, dem Alter oder dem Aussehen zu tun. Ihre Wirkung auf andere bestimmen allein Sie selbst mit Ihrer Körpersprache. Setzen Sie sich in Szene

Falls Sie Fotos oder Videos haben, die Sie auf einer Familienfeier ganz entspannt zeigen, dann prüfen Sie einmal Ihre Haltung. Stehen Sie aufrecht oder machen Sie den Rücken rund? Nehmen Sie die Schultern zurück oder fallen diese nach vorne? Tragen Sie Ihr Kinn hoch oder gesenkt? Unbewusst verrät jeder Mensch durch seine äußere Haltung etwas über seine innere Einstellung.

Mein Tipp: Stellen Sie sich vor einen großen Spiegel und checken Sie Ihre Haltung. Dann korrigieren Sie die Fehler folgendermaßen. Nehmen Sie Ihre Hände hinter dem Rücken fest zusammen. Nun strecken Sie die Arme gegen den Widerstand und ziehen Sie die Hände vom Körper weg. Dadurch nehmen Sie automatisch Ihre Schultern zurück und heben die Brust. Lösen Sie nun die Arme, ohne diese Haltung zu verändern. Kippen Sie das Becken ein bisschen nach vorne. Dann strecken Sie jetzt noch den Kopf hoch, heben da-

▷ **Brust raus, Bauch rein, Rücken gerade: So bewahren Sie in jeder Situation Haltung.**

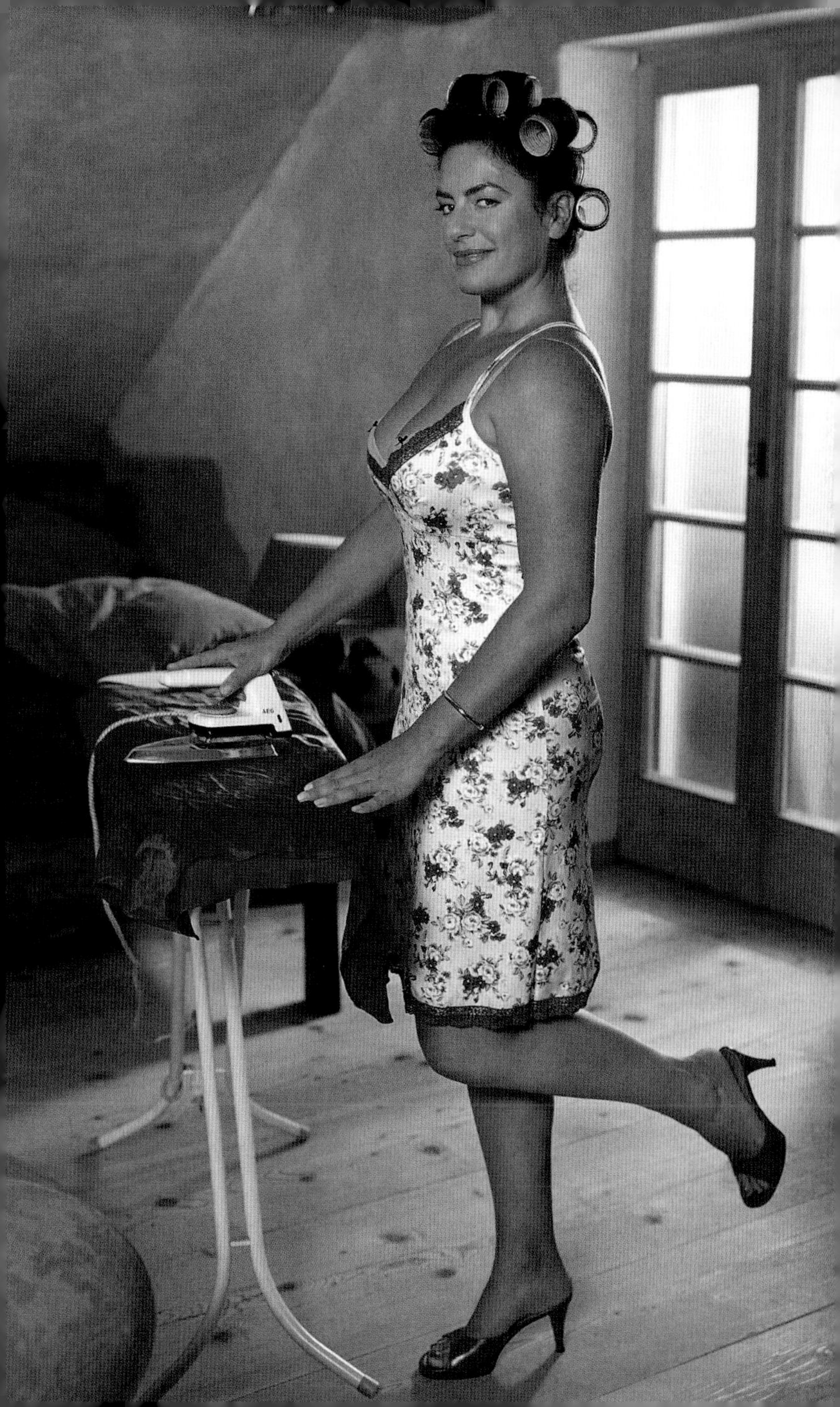
AEG

bei Ihr Kinn und lächeln Ihrem neuen Spiegelbild zu. Jetzt haben Sie eine perfekte Haltung. Und wenn Sie so irgendwo auftauchen, drehen sich garantiert alle nach Ihnen um.
Korrigieren Sie auch Ihre Haltung beim Sitzen. Vermeiden Sie einen Rundrücken und fallen Sie nicht in ein Hohlkreuz. Egal ob Sie beim Essen sitzen oder vor dem Computer, denken Sie immer dran: Der Rücken ist gerade.
Wenn Sie lange eine falsche Haltung eingenommen haben, ist die aufrechte Position ungewohnt, vielleicht sogar etwas unbequem. Die Bauch- und Rückenmuskeln müssen erst wieder in die richtige Form kommen. Eine jahrelange schlechte Haltung führt nämlich zu Verspannungen. Die Muskeln am Rücken und an den Schultern sind ausgeleiert, die Bauchmuskeln verkürzt. Wenn Sie jedoch regelmäßig Ihren Körper durch Workouts in Form bringen, werden es Ihnen Ihre Muskeln danken – und Sie werden durch eine gute Haltung belohnt.

Laufen wie auf dem Catwalk

Bevor ein Model auf den Laufsteg darf, wird der perfekte Gang einstudiert. Die Mädchen müssen grazil und sexy über den Catwalk laufen; sie sollen alle Blicke auf sich ziehen, ihre Figur perfekt zur Schau stellen – und das Ganze auf mörderischen High Heels.
In Paris trainiert unter anderen der Amerikaner Jay Alexander die Models. Ich habe gelesen, dass er den Laufstil vieler Frauen als Stampfen empfindet. Vermutlich hat er damit nicht unrecht. Fehlen Selbstbewusstsein und Körpergefühl, drückt sich das in Haltung und Gangart aus.
Früher sollten Mädchen das richtige Gehen lernen, indem sie ein Buch auf dem Kopf balancierten. Das ist natürlich Humbug. Ein solcher Gang wäre steif und hölzern.
Ein Vollweib läuft mit Anmut, Eleganz und ganz im Bewusstsein seiner Weiblichkeit. Der Hüftschwung gehört genauso zum Repertoire wie das sanfte Wiegen der Arme und das leichtfüßige Aufsetzen der Füße bei jedem Schritt. Werfen Sie beim Stadtbummel mal einen Blick auf Ihr Spiegelbild im Schaufenster und prüfen Sie, ob

Sie stampfen, schlurfen oder stöckeln. Üben Sie das richtige Gehen – mit hohen und flachen Schuhen – zuhause.

Kleider machen Leute

Stars wie Audrey Hepburn oder Grace Kelly sind der Inbegriff von Eleganz. Diese Schauspielerinnen trugen nicht nur wunderbare Roben mit Anmut und Eleganz; ihr Ausdruck war auch von großer Natürlichkeit geprägt, als wäre es das Selbstverständlichste auf der Welt, weiblich und elegant zu sein.
Der Stil der beiden ist natürlich nicht für jeden Typ das Richtige. Und keine Frau kann im Alltag in Designerfummeln Haushalt, Familie und Beruf bewältigen. Aber selbst Jeans und Pulli strahlen Eleganz aus, wenn sie den Typ unterstreichen und die Trägerin sich darin wohl fühlt.
Ein Vollweib trägt das legendäre Dekolletee mit Grandezza. Ihr Auftreten ist lasziv, ihr Outfit ultrafeminin. Dieser Typ Frau steht auch für Lebenslust, Spontaneität und ungebremste Energie, im Beruf wie auch im Privatleben. Ein Vollweib lebt intuitiv den Augenblick und lässt sich nicht durch angebliche Benimm-Codes maßregeln. Es setzt sich eigene Maßstäbe – auch in der Mode.

Ein Vollweib zeigt, was es hat

Ob man als Vollweib bezeichnet wird oder als drall und barock, das liegt im Auge des Betrachters. »Vollweib« ist die wohlwollende Umschreibung für eine weibliche Figur mit gut geformten Kurven und Proportionen. Wer knabenhafte Frauenkörper als das perfekte Maß sieht, bezeichnet Figuren wie die meine vermutlich als zu proper. Für mich spielt das keine Rolle. Ein Vollweib zeichnet sich auch durch seine Ausstrahlung und Präsenz aus. Deshalb setze ich auf weibliche Formen und Attribute, die das Frau-

MEIN TIPP: Unterstreichen Sie alle Vorzüge, die Ihnen die Natur mitgegeben hat und verabschieden Sie sich von Schönheitsidealen, die Sie nie erreichen werden. Wer sich gegen den Typ bürsten will, wirkt schnell künstlich statt umwerfend.

sein ausmachen und trage figurbetonte Mode. Ich bevorzuge Kleider, die in einer sanften Linie meinen Körper umschmeicheln. Das gilt auch fürs Dekolletee. Ich habe mit meinem großen Busen kein Problem. Ich fühle mich damit rundherum wohl und brauche ihn nicht zu verstecken. Ein schöner Ausschnitt betont die Weiblichkeit, ohne sie aufzudrängen.

SCHOEN wie natürlich

Ein Vollweib hat eine weibliche Figur mit gut geformten Kurven. Das entspricht seiner Natur. Kein Zeitgeist kann es dazu bringen, sich und seine Figur zu verleugnen. Die Vollweib-Schönheit zeichnet sich auch durch eine natürliche Ausstrahlung und Präsenz aus, alles Künstliche ist ihr fremd.

Setzen Sie Ihre eigenen Maßstäbe

Wenn ich mich nach dem gängigen Schönheitsideal richten würde, bliebe ich mit meiner Figur auf der Strecke. Von einer knabenhaften, androgynen Figur bin ich Lichtjahre entfernt. Doch diese Ideale gelten nicht für mich. Ich setzte auf Natürlichkeit. Als Vollweib bin ich einzigartig und eigensinnig; ich lasse mir keine Vorschriften machen. Natürlich sind Hilfsmittel erlaubt. Alles, was meine Natur unterstreicht, kommt zum Einsatz. Ich hadere nicht mit meiner Figur. Klar sind andere Frauen größer, schlanker, jünger und, und, und ... Aber ich bin ein Vollweib mit Stärken und Schwächen. Und oft sind gerade die Schwächen besonders anziehend.
Als das amerikanische Supermodel Cindy Crawford mit dem Modeln begann, riet man ihr, sich das Muttermal über der Lippe entfernen zu lassen. Sie blieb sich treu und ihr angeblicher Schwachpunkt

▷ **Ein schönes Dekolletee ist ein Blickfang und darf als Einladung verstanden werden – zum Hinschauen, jedoch nicht als unmoralisches Angebot.**

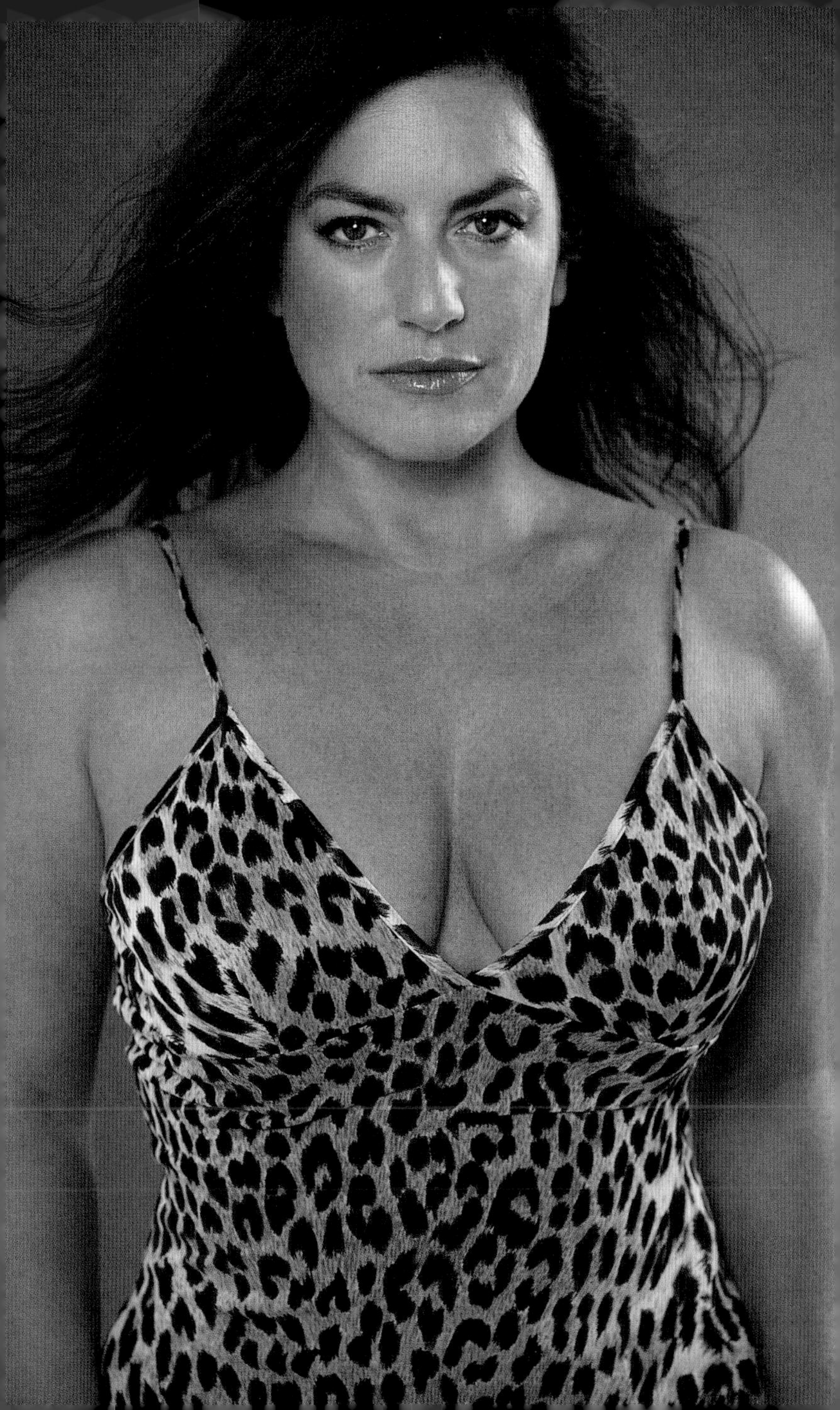

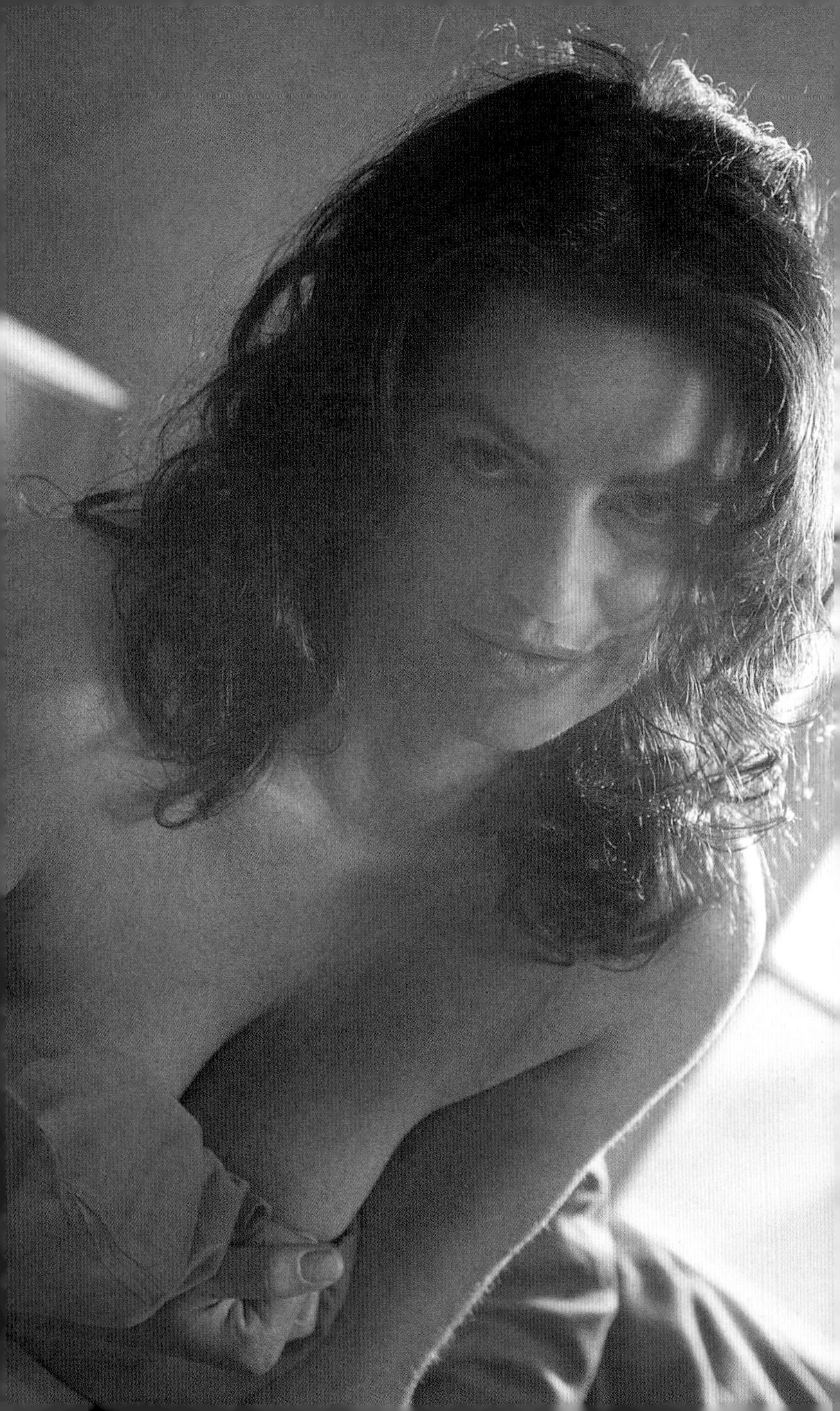

wurde zu ihrem Markenzeichen. Sie kennen bestimmt Menschen, die sehr klein sind, oder eine zu große Nase haben, aber über eine ungeheure Ausstrahlung verfügen. Solcher Charme macht sich nicht an Äußerlichkeiten fest. Hingegen haben Sie bestimmt auch schon Leute kennen gelernt, die unglaublich gut aussehen, aber total langweilig sind. Schönheit, Charme und Charakter gehören nicht zwingend zusammen. Wenn diese Attribute nicht mit Leben und Emotionen gefüllt sind, bleibt der Mensch eindimensional.

Natürliche Erotik

Ihr Körper ist Ihr bestes Instrument. Mit der Art, wie Sie sich bewegen und was Sie Ihren Körper ausdrücken lassen, setzen Sie erotische Impulse. Die Signale Ihres Körpers kommen beim Gegenüber unverfälscht und ungefiltert an. Erotische Frauen wie die italienischen Schauspielerinnen Anna Magnani oder Silvana Mangano haben in ihren Filmen Erotik pur gezeigt. Kennen Sie die Szene aus dem italienischen Kultfilm »Bitterer Reis«, in der die Mangano mit einer verschwitzten Bluse in einem Reisfeld steht und alle Arbeiter verrückt macht? Hinreißend!

Frauen, die sich ihrer erotischen Ausstrahlung bewusst sind, spielen meisterhaft auf dieser Klaviatur. Ein Blick, das Zurückwerfen des Kopfes, ein Finger, der über die Lippen streicht – all das sind kleine Botschaften, die beim Empfänger etwas auslösen und wie ein Versprechen wirken. Erotische Frauen umgeben sich mit einem Geheimnis, das die Fantasie der anderen anregt.

Zur Erotik gehört der Flirt. In südlichen Ländern zählt der Flirt zum selbstverständlichen Spiel. Ich genieße diese Sitte, weil Flirten alle Sinne belebt. Das ist die pure Leichtigkeit des Seins. Ein Lächeln, eine Geste – mehr braucht es dazu nicht. Auch der Ort ist beliebig. Ein solcher Flirt hat nur einen Zweck: Freude. Niemand leitet daraus ein Versprechen ab, das macht das Flirten so unkompliziert. Probieren Sie es aus!

◁ **Keine Hemmungen, zeigen Sie weibliche Sinnlichkeit! Erotisch ist, wer sich erotisch fühlt.**

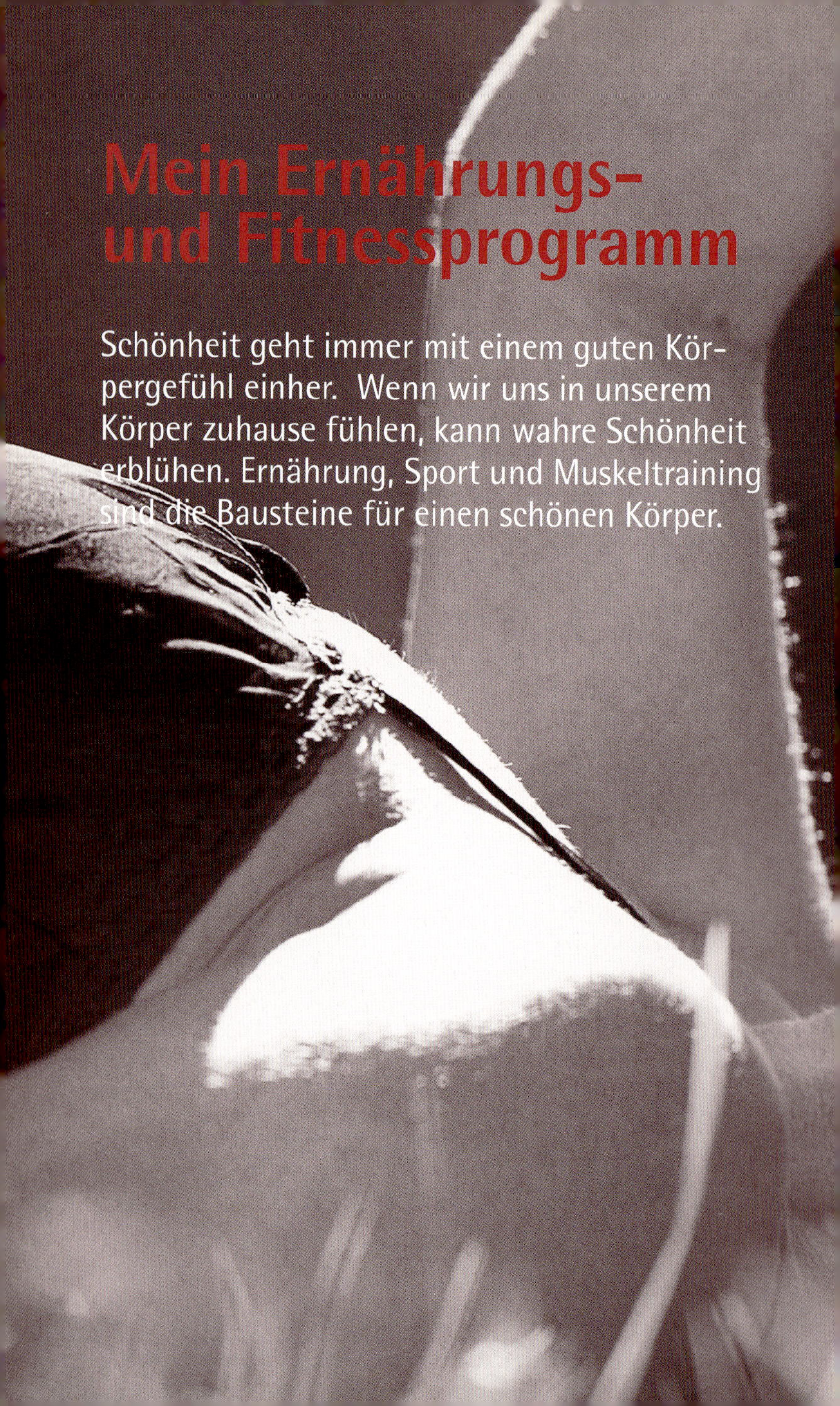

Mein Ernährungs- und Fitnessprogramm

Schönheit geht immer mit einem guten Körpergefühl einher. Wenn wir uns in unserem Körper zuhause fühlen, kann wahre Schönheit erblühen. Ernährung, Sport und Muskeltraining sind die Bausteine für einen schönen Körper.

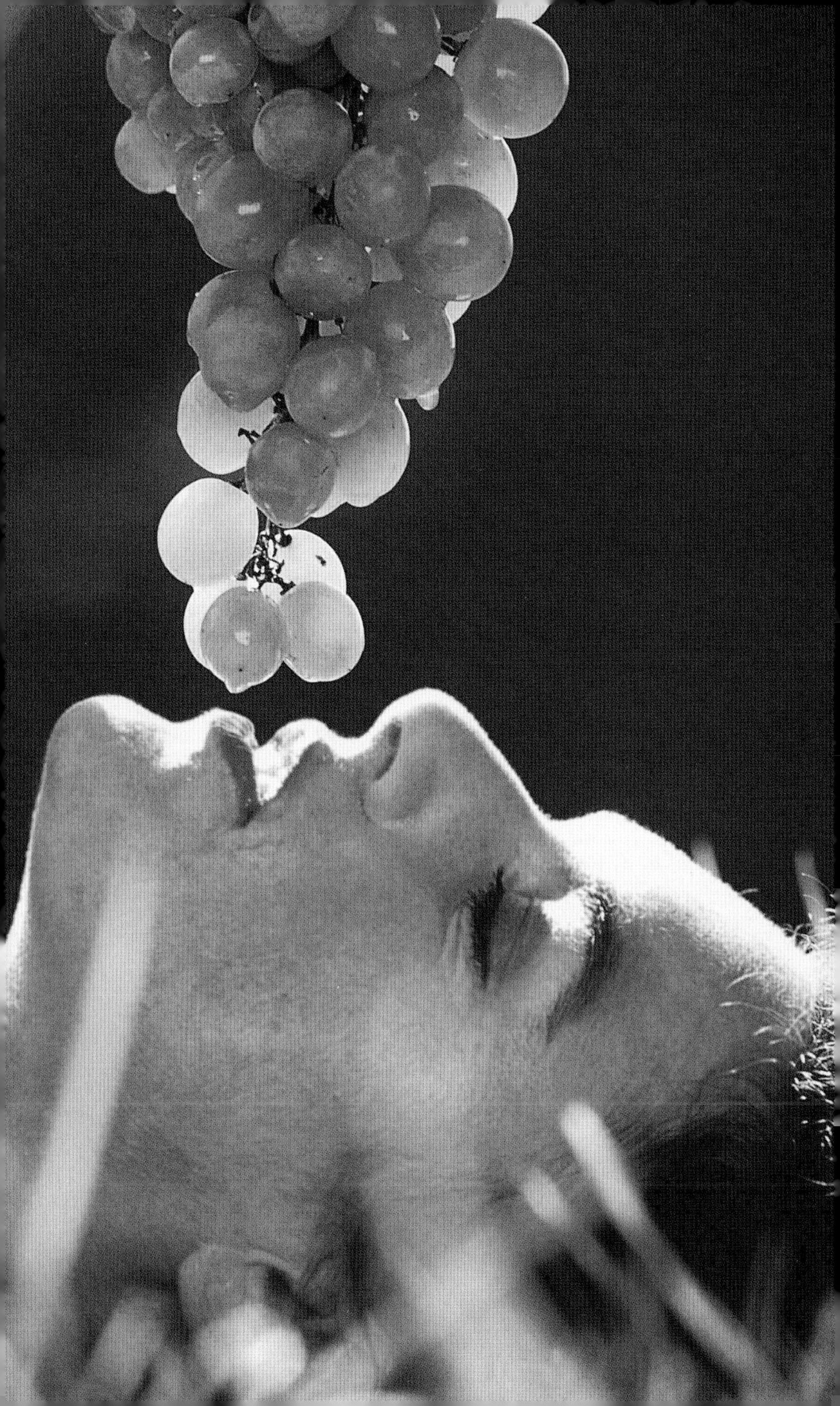

Jahrzehntelang auf Diät

Fühlen Sie sich wohl in Ihrer Haut? Sind Sie ausnahmslos mit Ihrer Figur zufrieden? Dann zählen Sie zu den absoluten Ausnahmen. Die meisten Frauen können sich mit ihrer fraulichen Figur gar nicht anfreunden. Ich kenne dieses Gefühl – aus der Vergangenheit.

Die Last der Pfunde

Als mir 1987 die Rolle der »Traudl Grandauer« in der historischen Serie »Die Löwengrube« des Bayerischen Rundfunks angeboten wurde, hatte ich mein Höchstgewicht. Damals brachte ich 76 Kilogramm auf die Waage und war todunglücklich mit meiner Figur. Nach jahrelangen Versuchen, mein Übergewicht mit Diäten loszuwerden, hatte ich nur eines erreicht: Ich wog mehr als je zuvor. Abnehmen war mein Dauerthema.

Seit meinem 16. Lebensjahr hatte ich unzählige Hungerkuren hinter mich gebracht. Keine zeigte wirklich Erfolg. Immer waren die verlorenen Pfunde nach kürzester Zeit wieder auf den Hüften. So fühlte ich mich nie richtig wohl in meiner Haut, träumte dauernd von einer anderen Figur.

Herkömmliche Crash-Diäten sind von vornherein zum Scheitern verurteilt. Nach der Diät hat man meist noch mehr Gewicht auf den Rippen als zuvor. Eine langfristige Gewichtsreduktion kann nur mit einer Ernährungsumstellung und einem passenden Bewegungsprogramm erzielt werden.

Heute weiß ich, dass ich die Rolle in der »Löwengrube« mit einem schlanken Körper niemals so glaubhaft hätte spielen können. In der Serie verkörperte ich anfangs eine 20-jährige Frau, die das Ende des Ersten Weltkriegs erlebt. Die Dreharbeiten begannen 1987. In fünf Jahren Drehzeit entstanden 32 Folgen von je 60 Minuten Länge. Die Geschichte der »Löwengrube« endet mit dem Beginn des deutschen Wirtschaftswunders. Traudl Grandauer ist am Ende der Serie 55 Jahre alt, hat zwei Söhne geboren und zwei Kriege überstanden. Die Serie zeigte sehr genau und detailgetreu das Leben in diesen Jahren. Für die Dreharbeiten der Szenen, die während des Zweiten Weltkriegs spielten – eine Zeit, in

der die Menschen von Hunger und Entbehrung gezeichnet waren – hatte ich wieder eine Diät hinter mir. Als wir später die Szenen zu Zeiten des Aufschwungs drehten, nahm ich wieder zu. Am Ende erschien Traudl als Matrone, die nach langen Jahren der Entbehrung den Überfluss der Wirtschaftswunderära genießt.
Meine damalige Figur, für diese Rolle perfekt, war für mich privat eine Belastung im doppelten Wortsinn. Ich wog zu viel und das belastete mich. Dann wurde ich schwanger – und alles änderte sich schlagartig. Meinem Körper konnte ich vielleicht einiges zumuten, aber nicht meinem Kind. Ich übernahm zuerst die Verantwortung für mein Kind und dadurch auch für mich. Schließlich traf ich die einzig richtige Entscheidung: Ich stellte meine Ernährung komplett um. Dabei entdeckte ich das wahre Geheimnis für eine schlanke Linie: anders kochen, anders essen und Bewegung. Ich machte dabei auch noch eine andere wichtige Erfahrung: Man muss essen und genießen, um erfolgreich abnehmen zu können. So schaffte ich es, langsam, aber sicher die überflüssigen Pfunde abzubauen. Nach einem Jahr wog ich 15 Kilogramm weniger – trotz der Schwangerschaft. Und zum ersten Mal fühlte ich mich rundherum schön. Endlich passte mein Körper zu mir. Und diese Zufriedenheit strahlte ich auch aus.

Im Trend: Schönheits- und Schlankheitswahn

Für die Bezeichnung »schlank« gibt es kein allgemein gültiges Maß. Als Rubens seine Frauen malte, entsprachen ihre üppigen Rundungen dem damaligen Schönheitsideal. Mode und Medien prägen unser aktuelles Bild von Schlankheit. Wer heute Größe 40 trägt, gilt als dick, Größe 34 bis 36 ist das Nonplusultra. Wir Frauen müssen uns dagegen wehren, dass sich dieses falsche Bild in unseren Köpfen als Norm festsetzt. Ich weigere mich, dem Diktat der Modeschöpfer zu folgen. Die dünnen, flachbrüstigen Geschöpfe, die über den Laufsteg huschen, haben mit echten Frauen aus Fleisch und Blut nicht viel gemeinsam. Bei den Modenschauen stehen die Outfits im Vordergrund, nicht die Frauen, die die Kleider tragen. Ihre Körper und Figuren sind darauf reduziert, lebende Kleiderbügel zu sein. Eigenwillige Models sind deshalb nicht gefragt. Sie würden den Kreationen der Designer die Show stehlen. Für uns Nichtmodels gilt aber genau das Gegenteil. Das, was wir tragen, soll unseren Typ unterstreichen, denn die Trägerin steht im Vordergrund. Die schönen Kleider sollen uns schmeicheln und unsere Figur zur Geltung bringen. Den so genannten Heroine-Chic finde ich nicht schön, sondern abstoßend! Diese Mädchen sind zum einem sehr jung, meist weit unter zwanzig, und zum anderen oft magersüchtig, weil der Job das verlangt. Ich wehre mich gegen dieses Frauenbild. Es ist krank und hat mit der Wirklichkeit nichts mehr zu tun. Vollweiber und auch die meisten Männer finden ausgehungerte Frauen, die wie Knaben aussehen, absolut nicht schön. Davon ausgenommen sind natürlich Frauen, die von Natur aus androgyn und burschikos sind. Aber Frauen mit weiblichen Formen sollten nicht mit dem Gegenteil konkurrieren. Ich bin stolz auf meine Kurven.

Oft führt der Schlankeitswahn, der mit Diäten beginnt, geradewegs zu Essstörungen. Immer mehr junge Mädchen und zunehmend auch Männer leiden unter Magersucht (Anorexie) oder Ess-Brech-Sucht (Bulimie). Erzwungenes Erbrechen, die Einnahme von Abführmitteln oder die Totalverweigerung von Nahrung sind die Folgen von falschen Figuridealen.

Essen mit Genuss

Wenn sich die Gedanken nur noch um die Kalorien drehen, man vor jedem Bissen Angst hat, weil er dick machen könnte, dann stimmt etwas nicht mehr. Ich halte überhaupt nichts vom Kalorienzählen. Wer nur die Kalorien verringert, nimmt auf Dauer nicht ab. Denn der Körper gewöhnt sich an den künstlichen Mangelzustand und verbraucht immer weniger. Irgendwann läuft der Körper nur noch auf Sparflamme. Der Diätzwang, unter dem wir Frauen leiden, hat viele Schattenseiten. So bleibt das gesellige Element eines gemeinsamen Essens bei der dauerhaften Kalorienzählerei zwangsläufig auf der Strecke. Wer ständig nur ans Abnehmen denkt, schlank sein will um jeden Preis, wird unzufrieden. Man sieht es diesen Menschen an, dass sie die sinnliche Lust und Freude beim Essen nicht mehr spüren. Mir kommt es manchmal vor, als hätten die vielen Diät- und Ernährungsinformationen nur erreicht, dass die meisten Menschen zwar immer noch das essen, was ihnen schmeckt, jetzt aber mit schlechtem Gewissen. Wen wundert es da, wenn der Genuss auf der Strecke bleibt. Da kann einem der Appetit wirklich vergehen.

Meine Devise lautet: Essen ist ein sinnlicher Genuss und Sinnlichkeit gehört zur Schönheit einfach dazu. Deshalb genieße und schlemme ich und koste jeden Bissen aus.

Die Vollweib-Diät

Ein Vollweib hat kein Problem mit fraulichen Formen und den Attributen, die die Weiblichkeit ausmachen. Ein Vollweib lebt intuitiv den Augenblick und unterwirft sich nicht angeblichen Figuridealen. Setzen Sie eigene Maßstäbe – auch in der Ernährung! Und finden Sie zu Ihrem ganz persönlichen Wohlfühl-Gewicht. Mein persönlicher Diät-Tipp: Machen Sie sich frei von falschen Vorbildern und legen Sie für sich fest, wie Ihre Figur einmal aussehen soll. Es macht jedoch keinen Sinn, unerreichbare Ideale anzustreben. Hüfthosen und Waschbrettbauch sind eine Modeerscheinung, der Sie nicht nachlaufen müssen, wenn Ihre Hüften nicht so schmal gebaut sind. Stecken Sie sich einen realistischen Rahmen, der Ihrem Alter und Ihren körperlichen Voraussetzungen entspricht. Jeder Körperbau ist anders, und auch die Muskulatur und die Fettzellen sind bei jedem Menschen unterschiedlich verteilt. Und vergessen Sie Gewichtstabellen und Kalorienangaben. Wenn Sie Ihre überflüssigen Pfunde loswerden wollen, dann habe ich in Sachen Ernährung ein paar Tipps für Sie, die garantiert wirken.

Setzen Sie für sich ein realistisches Wunschgewicht fest, das Sie mittelfristig auch wirklich erreichen können. Solange Sie sich an den extrem schlanken Körper aus der Mode- und Werbebranche orientieren, werden Sie über kurz oder lang entnervt aufgeben.

Wer abnehmen will, muss essen!

So lautet meine Devise für eine schlanke Figur. Wer sich daran hält, bekommt wirklich die Figur, die er sich wünscht. Deshalb mein Rat: Essen Sie – aber mit Lust und Verstand! Im Übrigen ist das nicht nur meine persönliche Meinung. Experten und Mediziner stimmen mir darin zu. Auch die Stiftung Warentest hat diese Ernährungsgrundlagen als empfehlenswert eingestuft. Fragen Sie Ärzte, Ernährungsspezialisten und Experten. Sie werden Ihnen bestätigen: Wer abnehmen will, muss essen; er muss sich dabei nur an ein paar Regeln halten. Und wer essen darf und es genießt, fühlt sich wohl.

Crash-Diäten machen krank und hässlich

So schön Versprechungen wie »Fünf Pfund weniger in 14 Tagen« auch klingen – Hungerkuren sind Gift für den Körper, die Gesundheit und die Schönheit.
Wer auf einen schnellen Gewichtsverlust setzt und einfach aufs Essen verzichtet, bringt seinen Körper in eine Unterversorgung.
Ohne eine gesunde Ernährung verzichten wir ja nicht nur auf Kalorien, sondern auch auf lebensnotwendige Vitamine und Mineralstoffe wie zum Beispiel Kalzium, Zink, Eisen oder Vitamin C. Crash-Diäten gehen immer mit Mangelerscheinungen einher, die der Gesundheit und der Schönheit schaden. Ein durch Hungerkuren geschwächter Körper ist weniger leistungsfähig und anfälliger für Krankheiten. Menschen, die gerade eine Blitz-Diät machen, sind nervös, unausgeglichen und ständig erschöpft. Die deutlich sichtbare Nebenwirkung ist eine schlechte Haut. Mit Crash-Diäten nehmen Sie sich auch die Lebensfreude, die ein wichtiger Quell der Schönheit ist.

Der Jo-Jo-Effekt

Ich habe zahllose Crash-Kuren hinter mir. Abgenommen habe ich damit nicht, im Gegenteil: Weil der Stoffwechsel verrückt spielt, sind die mühevoll herunter gehungerten Pfunde nach kurzer Zeit wieder da – und oft sogar noch einige mehr. Dieses Problem hat einen passenden Namen: Jo-Jo-Effekt. Das Gewichts-Auf-und-Ab

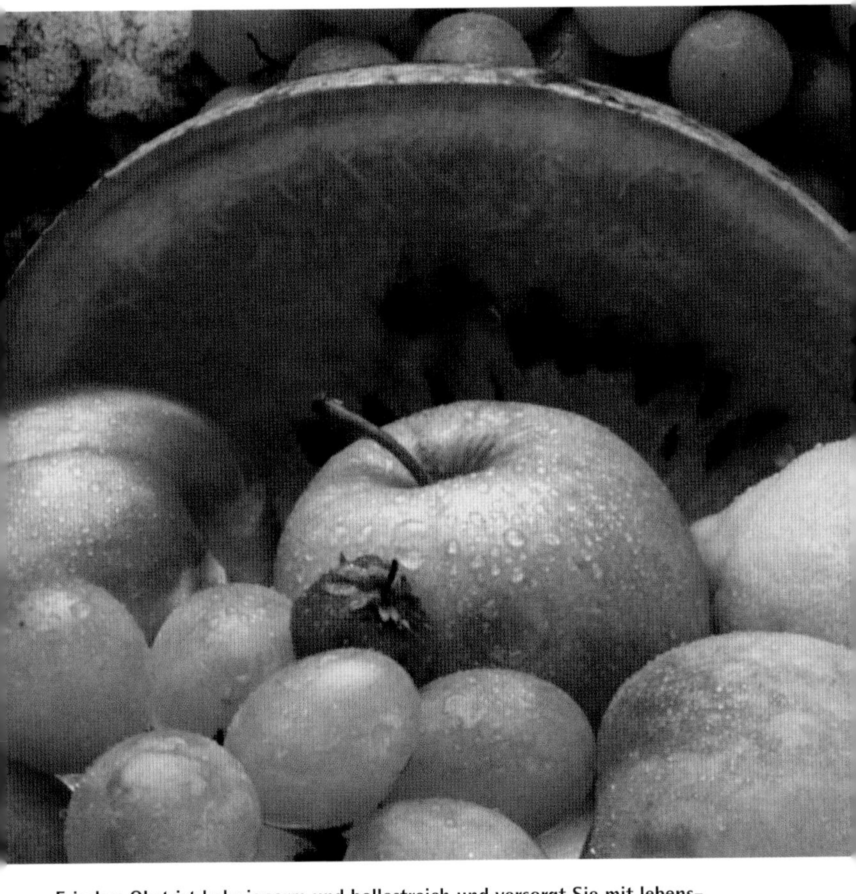

Frisches Obst ist kalorienarm und ballastreich und versorgt Sie mit lebenswichtigen Vitaminen und Mineralstoffen.

hat eine logische Ursache. Bekommt der Körper aufgrund einer Diät plötzlich weniger Kalorien, geht er an seine Reserven. Zuerst holt er die Energie aus den Muskeln. Gleichzeitig greift er auf das Körpereiweiß zurück und baut dadurch Muskelmasse ab. Erst dann stellt sich der Stoffwechsel um und geht an die Fettdepots. Der Organismus läuft auf Sparflamme und schaltet sein Notprogramm ein:

Der Energieverbrauch sinkt. Wenn die Hungersnot, sprich Blitz-Diät, dann vorüber ist und man wieder mehr Kalorien zu sich nimmt, setzt der Jo-Jo-Effekt ein. Denn der Körper verbraucht jetzt bei gleicher Kalorienzufuhr weniger Energie als früher.
Jede Kalorie schlägt nun doppelt an. Anstatt abzunehmen oder schlank zu bleiben, wird man immer dicker. Um diese Spirale zu beenden, gibt es nur eine Lösung: Man muss das Richtige essen und sich ausreichend bewegen. Das gilt prinzipiell auch, wenn man älter wird. Bei gleichbleibender Ernährung nimmt jeder im Alter zu, weil der Körper immer weniger Energie verbraucht und Muskelzellen allmählich in Fettzellen verwandelt.

Wie Hormone das Gewicht beeinflussen können

»Ich nehme nur vom Anschauen zu ...« – solche und andere Ausreden für das »Hüftgold« hört man immer wieder. Ein starker Knochenbau, die Theorie vom guten Futterverwerter oder ein langsamer Stoffwechsel werden gerne als Entschuldigungen genannt, wenn es mit dem Abnehmen nicht so recht klappen will. Aber manchmal steckt ein Körnchen Wahrheit darin. Wenn Sie auch nur zu- statt abnehmen, obwohl Sie sich bewusst ernähren, auf Süßes und Fettes verzichten und regelmäßig Sport treiben, dann schlägt Ihnen viel-leicht Ihre Schilddrüse ein Schnippchen. Bei einer Unterfunktion ist eine Gewichtszunahme eine häufige Folge.

Eine Fehlfunktion der Schilddrüse kann die Ursache sein, wenn Sie trotz einer kalorienreduzierten Ernährung und reichlich Bewegung nicht abnehmen. Im Zweifelsfall sollten Sie beim Arzt einen Check-up machen lassen.

Die Aufgabe der Schilddrüse ist es, aus Jod und anderen Substanzen Hormone herzustellen, zu speichern und über das Blut in exakter Dosierung an den Körper abzugeben. Aber mit der Dosis hapert es bisweilen. Ist sie zu gering, dann leidet man an einer Unterfunktion. Und dann können Sie sich kasteien, soviel Sie wollen, Sie werden vermutlich trotzdem nur zu- statt abnehmen. Der Grund: Durch die Unterfunktion verlangsamen sich die Stoffwechselprozesse und der Energieverbrauch sinkt. Doch wer denkt bei Symptomen wie Heiserkeit, Haarausfall und Müdigkeit schon an seine Schilddrüse? Wenn

Sie das Gefühl haben, dass Sie trotz vernünftiger Ernährung eher zu- als abnehmen, dann machen Sie einen Schilddrüsen-Check-up! Wer an einer Schilddrüsenunterfunktion leidet, muss die Hormone zwar lebenslang medikamentös ergänzen. Dafür verschwinden alle negativen Symptome ziemlich schnell und auch das Gewicht pendelt sich wieder ein.

Reduzieren Sie das Fett

Unser Körper braucht Fett, es darf nur nicht zuviel und oder das falsche sein. Optimal ist ein Anteil von 25 bis 30 Prozent Fett in der Nahrung. Nach Angaben der Deutschen Gesellschaft für Ernährung (DGE) liegt hier zu Lande jedoch der Fettanteil in der Nahrung bei über 40 Prozent – das ist eindeutig zu hoch. Und jedes nicht verbrauchte Gramm Fett landet in den Depots um unsere Hüften. Körperfett ist nicht grundsätzlich schlecht, es übernimmt im Gegenteil wichtige Funktionen. So reguliert es die Körpertemperatur und schützt die Organe (siehe Seite 80). Zu viel davon sieht hingegen nicht nur unattraktiv aus, sondern kann auch zu gesundheitlichen Problemen führen.

Vorsicht bei »Light«-Produkten: Häufig wird hier nur der Zucker gegen Süßstoff ausgetauscht, während der Fettgehalt nach wie vor hoch bleibt. Sinnvoller ist es, gleich eine fettarme Alternative zu wählen.

Fett schmeckt eigentlich nach nichts. Die Fettmoleküle sind nur perfekte Geschmacksträger. Mit einem Löffel Sahne schmeckt die Sauce deshalb besser. Doch einen guten Geschmack können Sie auch mit wenig Fett, frischen Kräutern und raffinierten Gewürzen erzielen. Fett ist der Dickmacher Nummer eins. Gerade aus Amerika kennen wir auch die Superdicken; sie ernähren sich hauptsächlich von Lebensmitteln mit einem extrem hohen Fettanteil wie Hamburgern, Chips und Schokoriegeln.

Entlarven Sie die Dickmacher

Auf jeder Verpackung finden Sie heute eine kleine Tabelle, die Ihnen verrät, ob das Lebensmittel gut oder schlecht für Ihre Figur ist. Dort steht exakt, wieviel Prozent oder Gramm Fett ein Nahrungsmittel

enthält. Vergleichen Sie die Produkte und wählen Sie einfach die fettarme Variante. Das gilt für Milchprodukte, Käse und Wurst, für Fisch und Fleisch. Fragen Sie an der Theke nach den mageren Sorten und essen Sie einfach öfter mal Huhn statt Schweinefleisch oder Thunfisch statt Lachs.
Verstecken Sie Fisch und Fleisch nicht unter dicken Sahnesaucen oder Panaden, sondern genießen Sie den Geschmack der Speisen pur. Und machen Sie es unseren südländischen Nachbarn nach und verwenden Sie zum Kochen und Braten Olivenöl statt tierischem Fett. Olivenöl ist reich an so genannten ungesättigten Fettsäuren, also an »gutem« Fett. Die ungesättigten Fettsäuren senken unter anderem das »schlechte« LDL-Cholesterin, das an der Entstehung von Herz-Kreislauf-Erkrankungen und Arteriosklerose beteiligt sein soll. Die gesättigten Fettsäuren – das »schlechte« Fett – stecken in Sahne, Butter oder Wurst.
Man darf Fett nicht einfach verbannen, aber man muss für die schlanke Linie und die Gesundheit wählerisch sein.

Finger weg vom Zucker!

Sieht so vielleicht Ihr Alltag aus: Morgens ein Brötchen mit Marmelade, ein Teilchen und Kaffee mit Milch und Zucker, zum zweiten Frühstück ein kleines Stück Kuchen, nach dem Mittagessen ein Dessert, zwischendurch »etwas Süßes für die Nerven« und am Abend ein Betthupferl vor dem Fernseher? Wenn Sie Ihren Tag mit etwas Süßem beginnen, haben Sie für den Rest des Tages Hunger auf noch mehr Zucker. Jedes Kind weiß, dass Zucker Gift für die schlanke Linie ist. Wer seinen Zuckerkonsum einschränkt, also weniger Schokolade, Eis und Gebäck nascht, nimmt sofort ab. Es sind nicht die im Zucker enthaltenen Kalorien, die dick machen. Vielmehr sorgt Zucker als schlechtes Kohlenhydrat dafür, dass der Körper diese schnell verfügbare Energie sofort nutzt und das Fett auf den Hüften bunkert.
Deshalb steht Zucker auf der schwarzen Liste. Immer, wenn Zucker im Laufe der Verdauung in Form von Molekülen ins Blut kommt, »erschrickt« die Bauchspeicheldrüse. Das kleine Organ unterhalb des Magens schüttet daraufhin schockartig das Hormon Insulin aus, um

den Blutzuckerspiegel zu regulieren und um diese Moleküle aus dem Blut zu schaffen. Insulin wird auch Dickmacherhormon genannt, weil es mitverantwortlich für Übergewicht ist. Es sagt den Muskeln: »Nimm den Zucker, um schnell an Energie zu kommen und pack die Fettmoleküle als eiserne Reserve auf Bauch, Hüften und Po.« Solange Sie diesen Kreislauf nicht unterbrechen, bleibt das Fett in seinen Depots eingelagert. Solange Insulin im Blut schwimmt, kann Fett nicht verbrannt werden.

Süßes macht Heißhunger auf mehr

Wer ständig mit Süßem seinen Blutzuckerspiegel hochjagt, wird außerdem von Heißhunger-Attacken gequält. Denn wenn der Blutzuckerspiegel wieder sinkt, reagiert der Körper mit einem bohrenden Hungergefühl. Deswegen haben Übergewichtige oft besonders großen Appetit auf alles, was dick macht.

Hat sich der Blutzuckerspiegel erst einmal wieder auf Normalniveau eingependelt, hören auch die Heißhungeranfälle auf. Oft ist es gar nicht nötig, die Kalorienmenge zu senken, man muss nur den Zuckerkonsum drastisch einschränken. Wer viel Zucker zu sich nimmt, geht auch das Risiko ein an Diabetes mellitus zu erkranken. Ob und mit wieviel Zucker ein Produkt gesüßt worden ist, steht ebenfalls auf der Verpackung. Vergleichen Sie zum Beispiel beim Kauf von Müsli die Tabellen. Sie werden feststellen, dass es ungesüßte und zuckerhaltige Müslis gibt. Das Etikett »Müsli« allein ist noch keine Garantie für ein hochwertiges Lebensmittel.

Naschen ist nicht grundsätzlich tabu: Versuchen Sie aber nicht bei Turbo-Dickmachern wie Schokolade oder Chips zuzuschlagen, sondern weichen Sie auf fettfreie Süßigkeiten wie Gummibärchen oder Russisch-Brot aus. Auch Wassereis und – in Maßen – Zartbitterschokolade mit einem hohen Kakaoanteil sind akzeptabel.

Glücklich mit dem GLYX

Wie stark ein Lebensmittel das Hormon Insulin lockt und dadurch den Blutzuckerspiegel erhöht, verrät der so genannte glykämische Index, kurz GLYX. Wer abnehmen will, sollte Lebensmittel mit einem niedrigen GLYX-Wert zwischen 15 und 50 bevorzugen.

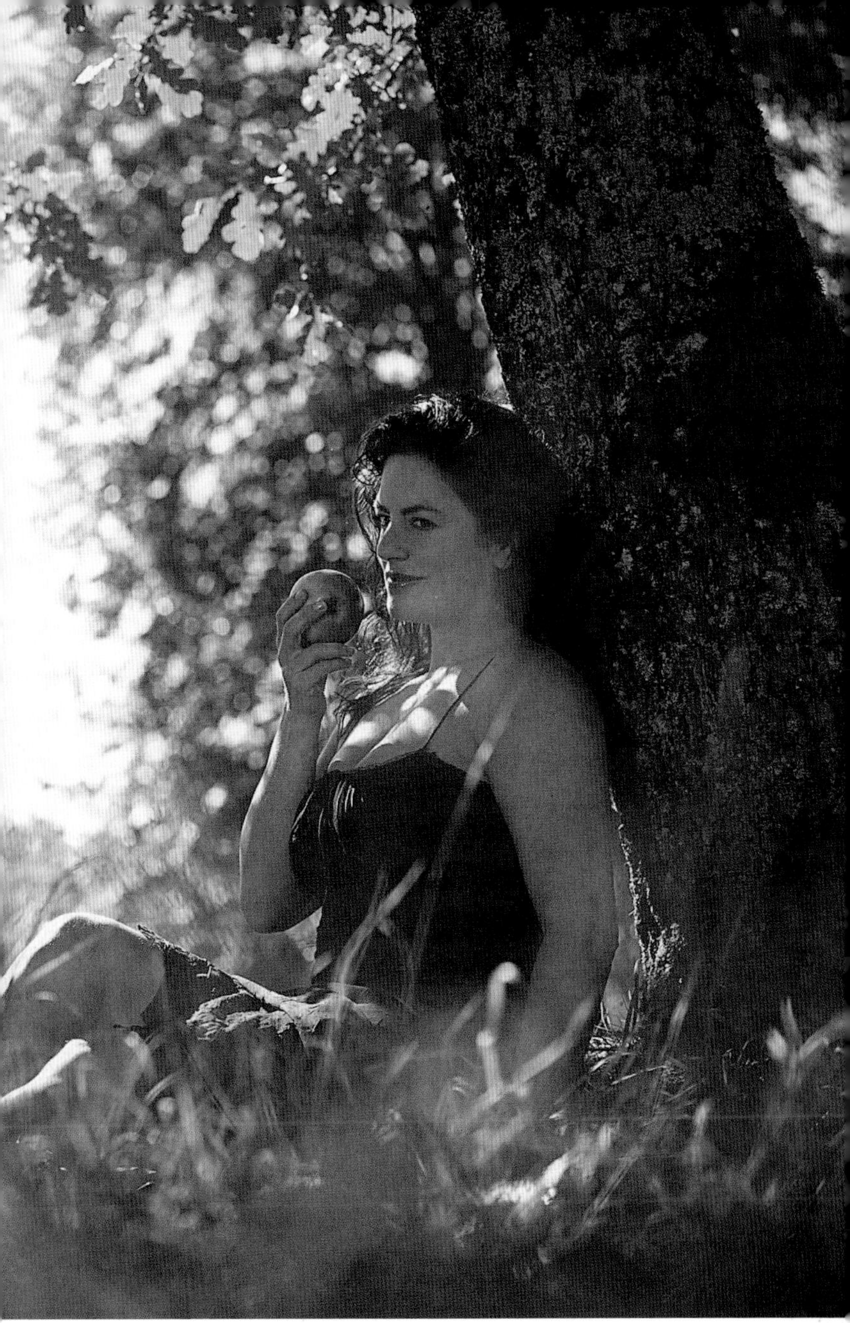

Fünfmal am Tag sollten Sie idealerweise Obst oder Gemüse zu sich nehmen. Dann ist garantiert, dass die Haut strahlt und die Haare glänzen.

Alle Nahrungsmittel, deren Wert mehr als 50 beträgt, aktivieren die Produktion von Insulin. Am schlimmsten für die Figur ist die Verbindung von Zucker mit Fett. Deshalb esse ich fast nie Schokolade. Einzige Ausnahme: Bitterschokolade mit mindestens 70 Prozent Kakaoanteil, die einen GLYX-Wert von nur 20 hat.
Hat ein Lebensmittel einen hohen GLYX-Wert und einen hohen Fettgehalt, landet jeder Bissen auf den Hüften. Man kann direkt dabei zuschauen, wie man zunimmt. Pommes (80), Bier (110), Brezeln (85), Bratkartoffeln (94) oder Cola (100) sind genauso tabu wie Kürbis (75) oder Pizza (80). Ihr glykämischer Index ist einfach zu hoch. Perfekt sind Vollkornnudeln (30), Linsen (30), Pilze (15), Jogurt (15) oder Kirschen (30). Und ein Betthupferl für Naschkatzen ist auch erlaubt.

Vollkorn statt Weißmehl

Auch bei Weißmehl-Produkten handelt es sich um überflüssige, schlechte Kohlenhydrate, die Gift für die Figur sind. Deshalb gilt: Finger weg von Baguette oder Weißbrot! Mit Brot, Nudeln oder Reis aus Vollkorn essen Sie sich satt und schlank. Ich ziehe eine Vollkorn-Semmel jedem Brötchen aus Weißmehl vor. Das schmeckt besser und schadet meiner Figur nicht. Wenn Sie Brot und Nudeln aus weißem Mehl und Reis durch Vollkornprodukte ersetzen, führen Sie Ihrem Körper außerdem Ballaststoffe zu. Und diese sind die Zauberformel für schmelzende Pfunde. Der Name ist Programm; Ballaststoffe sind pflanzliche Bestandteile, die nicht verdaut werden können. Die »Last« bedeutet Lust pur für die Idealfigur. Bei einer ballaststoffreichen Kost purzeln die Pfunde auf gesunde Weise. Die Pflanzenfasern saugen sich mit Flüssigkeit voll, quellen auf wie ein Schwamm und regen so die Verdauung an. Wissenschaftler haben mittlerweile herausgefunden, dass Ballaststoffe auch die Wunderwaffe fürs Wohlbefinden und gegen Krebs sind, weil sie Giftstoffe im Körper binden. Die Deutsche Gesellschaft für Ernährung (DGE) empfiehlt deshalb, 30 Gramm Ballaststoffe pro Tag zu sich zu nehmen.

Vitamin-Kicks für die Schönheit

Wer viel Obst, Gemüse und Salat isst, versorgt sich auf natürlichem Weg mit Vitaminen. Vitamin A ist das Beauty-Vitamin schlechthin. Es steckt zum Beispiel in Möhren und sorgt für eine schöne und gesunde Haut. Vitamin B, das in Vollkornprodukten reichlich enthalten ist, gilt als wichtiger Baustein für gesundes Haar. Vitamin C hält die Haut jung und strafft das Bindegewebe. Vitamin E aus Nüssen, Pflanzenölen oder Avocados ist das Anti-Aging-Vitamin. Es schützt die Zellen vor den so genannten freien Radikalen, die als die gefährlichsten »Altmacher« im Körper gelten.

Vitamin E strafft auch das Bindegewebe und soll vor Altersflecken schützen. Weniger geläufig, ebenfalls auch hochwirksam für eine gesunde Haut ist Vitamin F, das in Seefisch steckt. Haferflocken liefern Vitamin H, das Haut, Haare und Fingernägel kräftigt. Zink aus Fisch, Brokkoli oder Schalentieren bringt Haut und Haare zum Glänzen. Wenn Sie also das Gefühl haben, dass Ihre Haare stumpf, die Haut fahl, die Augen ausdruckslos und das Bindegewebe schwabbelig sind, dann fehlen Ihnen vermutlich Vitamine.

Schönheitsfehler Weiblichkeit?

Jede zweite Frau über 30 Jahren leidet unter Cellulite. Die Fettzellen drücken sich durchs Bindegewebe und legen die Haut in unschöne Wellen. Cellulite bereitet uns Frauen viel Kopfzerbrechen. Wir empfinden die Dellen als Makel und lassen nichts unversucht, um die Haut wieder straff und glatt zu bekommen. Ich finde schlanke, feste Beine auch attraktiver, aber die Natur hat es sich nun einmal anders ausgedacht. Cellulite ist weiblich, weil das Bindegewebe der Frau von Natur aus – für die Zeit einer Schwangerschaft – dehnbar sein muss. Würden Modepäpste diese Dellen als schön deklarieren, wären wir alle glücklich. Doch anstatt das, was die Natur so perfekt konzipiert hat, zu akzeptieren, leiden wir da-

Viele Maßnahmen gegen Cellulite wie z. B. Hitzetherapie oder Saugpumpenmassagen machen nur den Geldbeutel, nicht aber die Beine schlanker. Erfolg versprechender ist eine proteinreiche und fettarme Ernährung, kombiniert mit Ausdauersport.

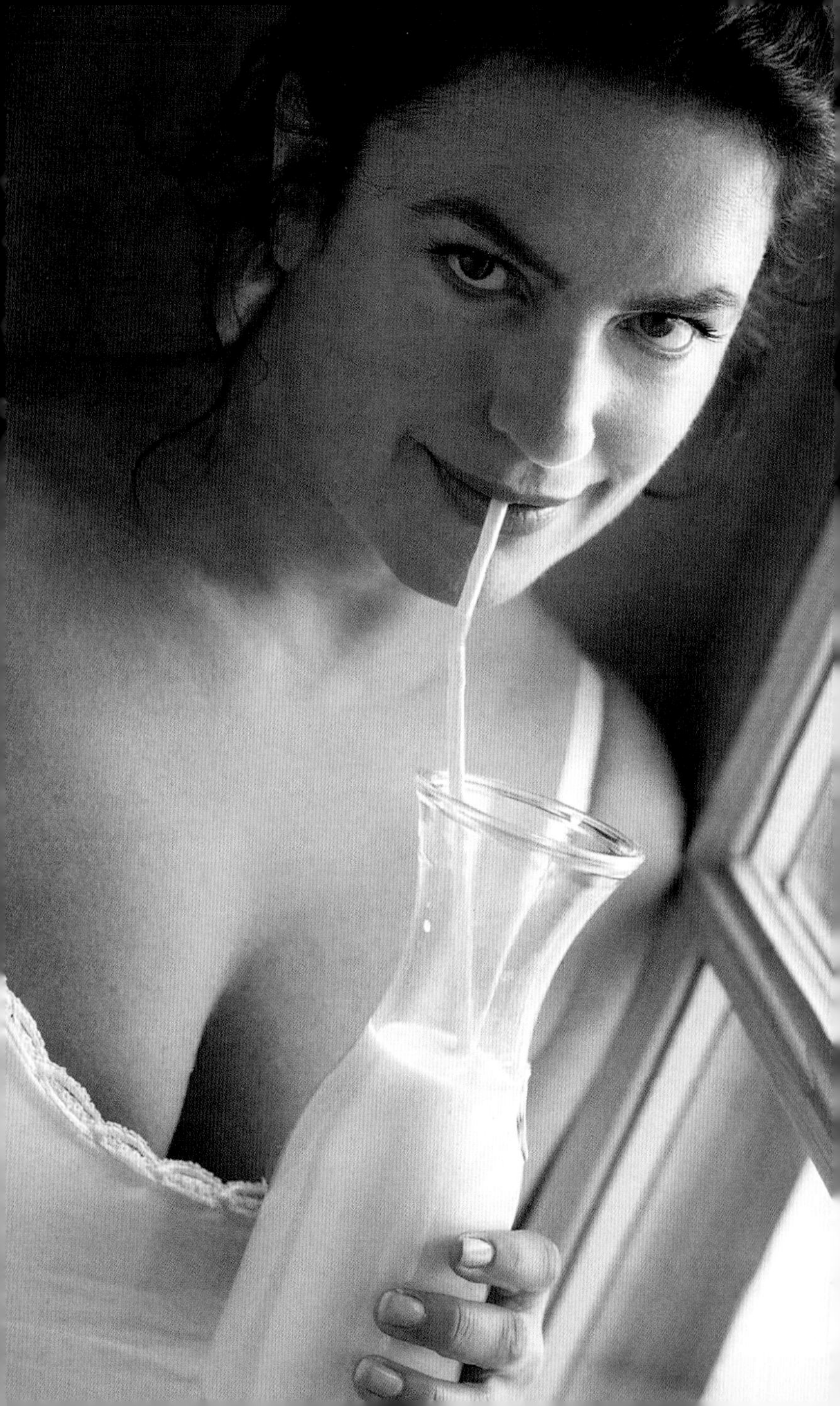

runter und die Kosmetikindustrie verdient mit diesem »Makel« viel Geld.
Der Versuch, die Cellulite zu besiegen, ist ein Kampf, den wir Frauen nie ganz gewinnen können. Aber mit der richtigen Ernährung lassen sich die Dellen verringern. Fest steht: Je schlanker Sie sind, umso weniger tritt die Orangenhaut zu Tage. Denn je praller die Fettzellen gefüllt sind, desto deutlicher treten sie als Dellen hervor. Die größten Feinde heißen Fett, Zucker, Alkohol, Kaffee und Salz. Wenn Sie sich fett- und zuckerarm ernähren, auf Obst, Gemüse, Milchprodukte, Fisch, Geflügel und mageres Fleisch setzen, dann liegen Sie richtig. Achten Sie auf ausreichend Vitamin C und E; beide kräftigen das Bindegewebe. Zusätzlich kann eine Kieselsäure-Kur wahre Wunder wirken.

Proteine helfen beim Abnehmen

Neueste Studien haben es ans Licht gebracht: Eiweiß (Protein) regt die Fettzellen dazu an, das Fett abzugeben. Dann fällt das Abnehmen leichter. In den Proteinen stecken auch essenzielle und nicht essenzielle Aminosäuren. Essenzielle Aminosäuren kann der Körper selbst nicht herstellen. Wir können sie aber über die Nahrung aufnehmen: Fleisch, Fisch, Geflügel, Milchprodukte, Eier, Hülsenfrüchte und Nüsse sind die Lieferanten. Ein wahres Beautyelixier ist die Molke, zu deren Inhaltsstoffen neben Vitaminen, Mineralien und Spurenelementen zwei lebenswichtige Proteine zählen: Albumin und Globulin. Diese beiden Eiweißstoffe regeln den Flüssigkeitshaushalt und transportieren die Nährstoffe durch den Körper.
Deshalb machen Proteine fit und schlank. Proteine sind der einzige Bio-Baustoff, der Zellen aufbaut und Gewebe repariert. Sie steigern die Leistungsfähigkeit, stärken das Immunsystem, bringen den Stoffwechsel in Schwung und bauen Muskulatur auf – wichtige Stationen auf dem Weg zur Idealfigur.

◁ Soja ist ein wahres Gesundheits- und Beautyelixier: Es senkt das Brustkrebs- und Osteoporoserisiko und verhilft zu schöner, glatter Haut.

Fit und gesund mit Soja

Auch Soja macht gesund und schön. In Japan steht Soja täglich auf dem Speiseplan. Bei uns kommen Sojasnacks und -drinks allmählich in Mode. In Soja stecken Pflanzenhormone (Phytoöstrogene), die eine ähnliche Wirkung wie die weiblichen Geschlechtshormone (Östrogene) entfalten.
Forscher gehen davon aus, dass Soja aufgrund seiner wertvollen Inhaltsstoffe hilft, das Brustkrebsrisiko zu senken. Kein Wunder also, dass Brustkrebs in Japan fast unbekannt ist. Außerdem soll Soja maßgeblich zur Vorbeugung gegen Schlaganfall, Herzinfarkt und Osteoporose beitragen.
Nicht nur auf die Gesundheit, auch auf die Schönheit hat Soja einen positiven Einfluss, indem es die Haut glättet.
Wer sich mit Sojamilch nicht anfreunden kann, für den eignen sich Sojakapseln aus der Apotheke. In den Kapseln steckt hochkonzentriertes Soja, das seine Wirkung bei regelmäßiger Einnahme genauso entfaltet.

Laufen als Beautykur

Ausdauersportarten wie beispielsweise das Laufen wirken wie ein Jungbrunnen auf den Körper. Jeder zurückgelegte Kilometer ist ein Schritt in Richtung Schönheit und Wohlgefühl. Wenn es mein Terminkalender zulässt, laufe ich jeden Tag eine Stunde und länger. Aber auch schon 30 Minuten bringen eine ganze Menge. Die Bewegung ist eine Wohltat für den Körper.
Durch das Laufen oder Walken steigt die Belastbarkeit des Körpers, der Blutdruck wird gesenkt und der Herzmuskel gestärkt. Die Muskeln werden gestrafft, die Haltung verbessert sich und die tiefere Atmung sorgt für einen rosigen Teint.
Keine andere Sportart wirkt so effektiv auf den Fettstoffwechsel. Die Zahl der Fett abbauenden Enzyme steigt durch ein kontinuierliches Training an. Dadurch verbrennt der Körper sogar nachts im

Schlaf Fett. Wer regelmäßig Sport treibt, hat im Vergleich zu Sesselhockern einen deutlich höheren Grundumsatz. Und im Durchschnitt haben Läuferinnen zehn Prozent weniger Körperfett. Das zeigt sich sichtbar an der Figur.

Als Jugendliche motivierten mich meine Eltern zum Sport. So ging ich mit meiner Mutter zum Laufen. Das machte mir zwar keinen Spaß, aber ich hoffte, damit abnehmen zu können. Wie alles, was man tun muss, war mir die tägliche Lauferei damals lästig. Heute hat sich meine Einstellung dazu völlig verändert. Ich genieße das Laufen, es entspannt und erfrischt mich, geistig und körperlich. Inzwischen bin ich so ans Laufen gewöhnt, dass ich mich regelrecht danach sehne, am Morgen die Laufschuhe anzuziehen und loszustarten. Auch heute noch laufen meine Mutter und ich so oft wie möglich gemeinsam – doch sie muss mich längst nicht mehr dazu überreden.

Steigern Sie Ihren Grundumsatz

Figurprobleme haben ihren Ursprung meist in der Kindheit. Denn die Anzahl der Fettzellen wird bereits in jungen Jahren festgelegt. Falsche Essgewohnheiten, die Eltern ihren Kindern vorleben bzw. beibringen, führen später zu einem permanenten Kampf mit den Pfunden.

Deshalb sollten Kinder so früh wie möglich viel Sport treiben und ihren Grundumsatz ankurbeln.

Wissenschaftliche Untersuchungen haben gezeigt, dass Übergewicht nur zu einem Teil genetisch bedingt ist. Zwar wird der Grundumsatz bis zu einem gewissen Grad vererbt, aber man kann ihn durchaus beeinflussen: Durch ständige Diäten sinkt er, durch Sport und den damit verbundenen Muskelzuwachs wird er gesteigert. Als Grundumsatz bezeichnet man die Energie, die man zur Aufrechterhaltung der Körperfunktionen braucht. Er macht ca. 70 Prozent des täglichen Kalorienverbrauchs aus. Der Grundumsatz liegt bei Männern höher als bei Frauen und sinkt im Alter. Hinzu kommt der Arbeitsumsatz, also die Energie, die wir durch Bewegung verbrauchen.

Kosmetik, die nichts kostet

Laufen erhöht nicht nur den Kalorienbedarf. Die Bewegung ist auch ein Elixier für die Gesundheit und Schönheit. So lässt das Ausdauertraining Sie besser und tiefer schlafen. Und nach dem erholsamen Schlummer erwachen Sie am nächsten Morgen erfrischt und munter. Das Training hält Herz und Kreislauf in Schwung, strafft das Bindegewebe, kurbelt den Stoffwechsel und die Durchblutung an und baut auch die freien Radikale (siehe auch Seite 90 f.) im Körper ab, die den Alterungsprozess beschleunigen. Außerdem kräftigt das Laufen die Knochen. Das schützt im Alter vor Osteoporose.

Laufen wirkt als Schönheitskur, weil es die Entgiftung beschleunigt. Giftstoffe und Schlacken werden durchs Schwitzen schneller abtransportiert. Auch die Abwehr funktioniert besser. Mit dem Training steigt die Zahl der Fresszellen im Körper. Das ist gut fürs Immunsystem, da haben Bakterien und Viren kaum noch eine Chance. Laufen schützt auch vor Krebs. Bei Frauen sinkt durch sportliche Aktivität der Östrogenspiegel und damit das Risiko, an Brustkrebs zu erkranken. Die Wahrscheinlichkeit, Darmkrebs zu bekommen, reduziert sich bei regelmäßigem Ausdauersport um die Hälfte, wie Wissenschaftler festgestellt haben.

Auch schlechter Laune, Menstruationsbeschwerden oder Wetterfühligkeit kann man davonlaufen. Der Körper passt sich durch das Ausdauertraining leichter an Wetterumschwünge an. Kopfschmerzen und Unwohlsein verschwinden von selbst. Beim regelmäßigen Laufen wird Stress abgebaut, man entspannt sich dabei und stärkt das Nervenkostüm. Wenn andere durchdrehen, sind Sie dann immer noch die Ruhe selbst. Und last, but not least: Sport macht Lust auf mehr Sex, weil er die Libido und das Körpergefühl steigert.

▷ **Schnüren Sie regelmäßig die Laufschuhe, dann haben Fettpölsterchen keine Chance.**

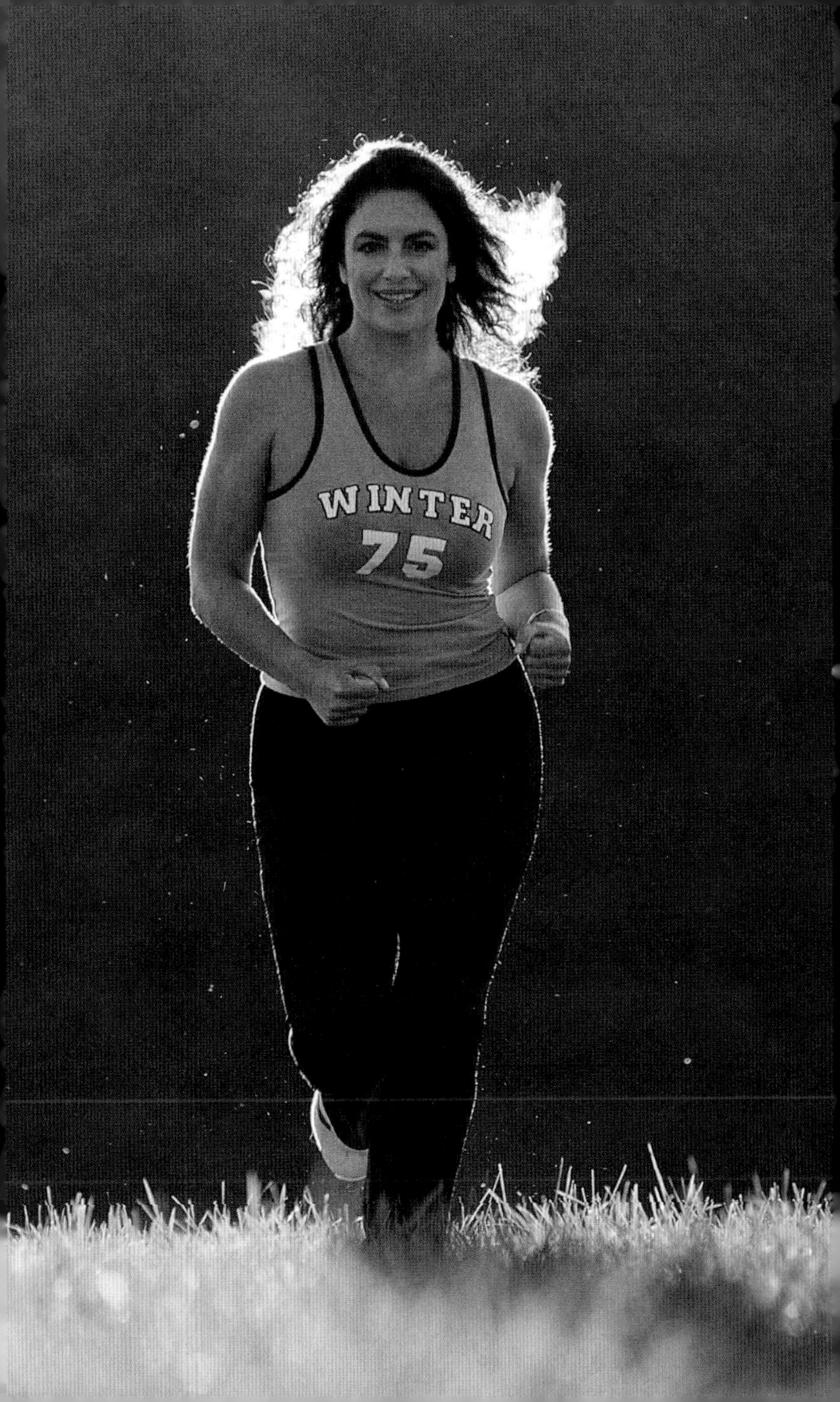
WINTER
75

Glückshormone für die Schönheit

Beim Laufen wird achtmal mehr Sauerstoff in die Lungen gepumpt als im Ruhezustand. Das wirkt nicht nur wie eine Frischzellenkur. Es entspannt auch und beflügelt. Erfolgs- und Termindruck, Sorgen oder Stress fallen schon nach wenigen Minuten von mir ab. Oft lerne ich beim Laufen meine Texte für die nächste Rolle. Das Laufen ermöglicht mir beides: abzuschalten und mich zu konzentrieren.
Es stimmt auch, dass Laufen glücklich macht. Wissenschaftler haben natürlich längst herausgefunden, dass Hormone dahinter stecken. Wenn man leicht und locker läuft, produziert der Körper dabei die so genannten Endorphine. Das passiert nicht gleich in den ersten Minuten. Manchmal spüre ich schon nach 20 Minuten, manchmal auch erst nach 40 Minuten die Wirkung dieser Hormone: Dann laufe ich, ohne dabei meinen Körper zu spüren. Ich fühle mich dann unglaublich wohl und frisch und habe das Gefühl, dass ich ewig weiterlaufen könnte. Einfach herrlich. Wenn ich wegen Dreharbeiten mehrere Tage nicht zum Laufen gehen konnte, vermisse ich die Bewegung ganz schrecklich.
Mein Körper ist so sehr daran gewöhnt, dass ich darauf nicht mehr verzichten möchte. Wenn ich einen anstrengenden und stressigen Tag hinter mir habe, ziehe ich meine Laufschuhe an und trabe los. Nach kurzer Zeit schweben die Gedanken davon, und wenn ich vom Laufen zurückkomme, fühle ich mich wie neugeboren. Nebenbei verbrenne ich Fett, die Pölsterchen schmelzen dahin und ich nehme ab.
Wegen dieser positiven Nebenwirkungen macht Laufen süchtig – der innere Schweinehund hat keine Chance. Der Körper verlangt danach.
Auch die Einstellung zum Sport verändert sich mit der Zeit. Was anfangs Überwindung kostet oder als lästige Pflicht erscheint, wird allmählich zur Wohltat und zur Freude. Laufen ist für mich eine kleine Ego-Insel; hier bin ich eine Stunde ganz für mich alleine. Ich betrachte es als Geschenk, im Alltag zwischen Stress und Termindruck diese Stunde für mich zu haben.

Schön langsam

Wer drei- bis viermal die Woche joggt, verzögert den Alterungsprozess. Gesund, fit, schlank und schön – so könnte man den Effekt von regelmäßigem Ausdauersport zusammenfassen. Zu den Ausdauersportarten zählen neben Laufen und Walken Radfahren, Schwimmen, Skilanglauf, Inline-Skaten und auch Golf. Diese Form der längeren, aber moderaten Bewegung fordert Herz, Kreislauf, Lungen und Muskeln. Das Training bleibt dabei im aeroben Bereich: Die Muskeln verbrauchen nur so viel Sauerstoff, wie sie aufnehmen können. So kommt man auch nie aus der Puste. Mein Lauftempo ist so gemächlich, dass ich mich dabei unterhalten kann. Von Atemnot keine Spur. Wer abnehmen will, muss das Tempo drosseln, auch wenn er schneller laufen könnte. Nur bei einer dosierten Geschwindigkeit verbrennt der Körper Fettdepots. Lange laufen heißt: mindestens 30 Minuten am Stück. Erst dann kommen Sie bei der Energieverbrennung an Ihre Fettdepots heran. Langsames Laufen strengt überhaupt nicht an. Trainierte Läufer wie ich schaffen locker 90 Minuten. Wer dagegen Gas gibt, mit hochrotem Kopf joggt und dabei keine Luft mehr bekommt, macht es falsch. Deshalb habe ich keine Probleme, wenn mich beim Laufen Schnellere überholen. Wenn man sich anstrengt und den Puls hochjagt, geht dem Muskel der Sauerstoff aus. Um schnell an Energie zu kommen, verbrennt der Körper Kohlenhydrate (anaerob). Auch Anfänger müssen deshalb keine Angst vor den ersten »Laufversuchen« haben. Sie müssen sich immer nur vor Augen halten: In der Ruhe liegt die Kraft.

Sportliche Aktivität tut nicht nur dem Körper, sondern auch der Seele gut: Forscher haben herausgefunden, dass Bewegung besser gegen Stimmungstiefs, Ängste und depressive Verstimmung hilft als ausgeklügelte Stressmanagement-Techniken.

Die optimale Pulsfrequenz

Wichtig beim Laufen: Prüfen Sie regelmäßig Ihre Pulsfrequenz. Sie sollte bei mindestens 110 Schlägen pro Minute liegen, 130 Schläge aber nicht übersteigen. Wer sich überanstrengt, nimmt weder ab noch tut er seinem Körper etwas Gutes. Ich laufe mit einem Tempo von maximal 7,5 Stundenkilometern. Das heißt, ich brauche für einen Kilometer acht Minuten. Mein Puls bewegt sich dabei um 125 Schläge pro Minute. Das ist nicht schnell, aber extrem wirksam. Beim Walken beträgt die Geschwindigkeit höchsten 6,5 Kilometer pro Stunde, man braucht gut neun Minuten für einen Kilometer. Zum Vergleich: Spaziergänger brauchen zwischen zwölf und fünfzehn Minuten, um einen Kilometer zurückzulegen; der Weltmeister im Marathon läuft 1000 Meter in weniger als drei Minuten.

Laufen oder Walken?

Laufen ist trotz all seiner positiven Wirkungen nicht für jeden das Richtige. Eine gute Alternative ist das Walking. Es eignet sich – ebenso wie Radfahren – besonders für Einsteiger, Untrainierte, Übergewichtige und Menschen mit Gelenk- und Bänderproblemen. Das schnelle Gehen wirkt genauso intensiv wie das Joggen, schont aber die Gelenke. Da immer ein Fuß auf dem Boden bleibt und man keine kleinen Sprünge macht wie beim Joggen, müssen die Gelenke die Stöße nicht abfangen. Fragen Sie im Zweifelsfall Ihren Arzt, was er Ihnen empfiehlt. Damit gehen Sie auf Nummer sicher. Beim Walken schwingen die Arme parallel zum Körper; geht der rechte Fuß vor, folgt ihm der entgegengesetzte, linke Arm und umgekehrt. Setzen Sie die Fersen zuerst auf und rollen Sie den Fuß über die Zehen ab.

Entscheidend ist nicht das Körpergewicht in Kilogramm, sondern der Körperfettanteil, der sich mit hilfe einer Impedanzwaage ermitteln lässt. Bei Frauen sollte er nicht mehr als 30 Prozent betragen – liegt er höher, sollten Sie auch Ihrer Gesundheit zuliebe mit einem Trainingsprogramm beginnen.

Beim Joggen setzt der Fuß in Höhe des Mittelfußknochens auf und rollt dann über die Zehen ab. Hier sollte die Ferse nicht aufsetzen, da sonst der Stauchungseffekt auf Sprung- und Kniegelenk zu stark ist. Man kann das am besten ausprobieren, indem man einmal in der Wohnung ein paar Meter barfuß joggt oder walkt. Sie spüren sofort den Unterschied. Und barfüßig macht man instinktiv die richtige Bewegung. Erinnern Sie sich daran, wenn Sie später mit Schuhen walken oder joggen.

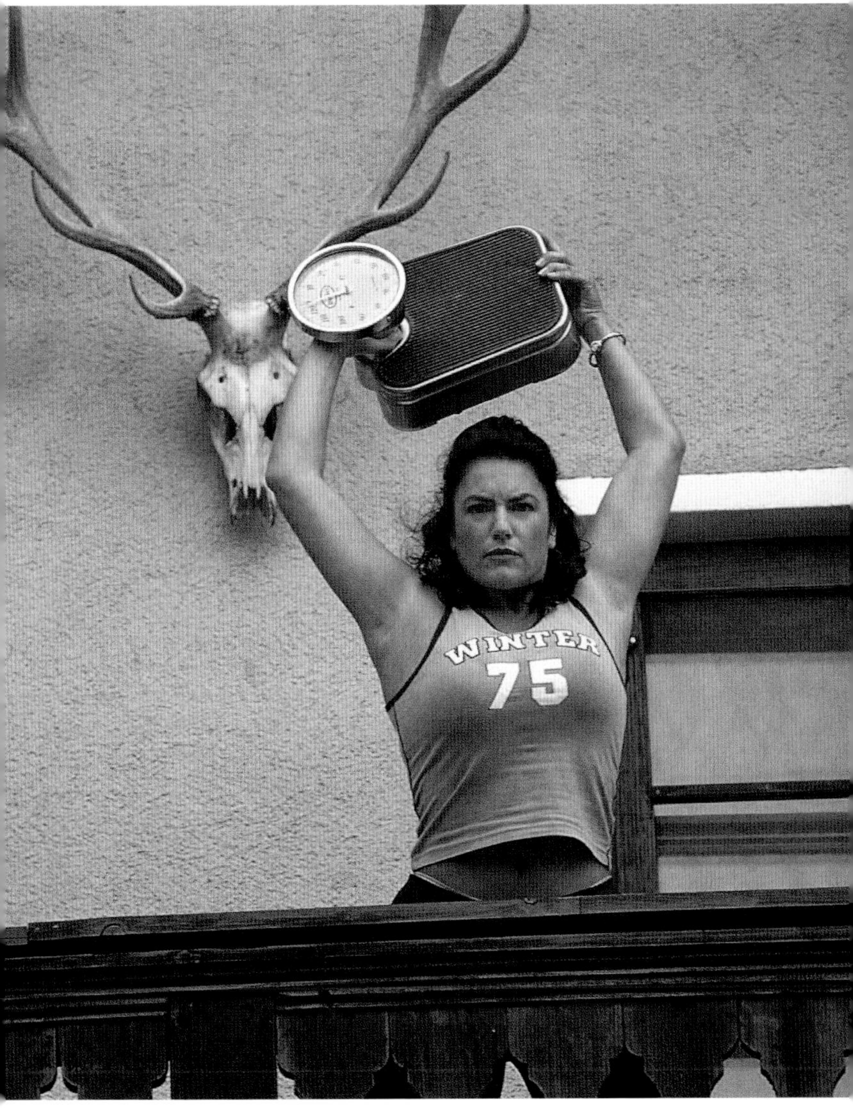

Vergessen Sie herkömmliche Waagen: Das Gewicht sagt nichts über den Fitnessgrad, den Körperfettanteil und die Proportionen aus.

Es gibt noch andere wirksame Ausdauersportarten: Radfahren schont die Gelenke und die Wirbelsäule, auch bei sehr intensivem Training. Man kann auf dem Standrad im Fitnessstudio bzw. zuhause oder natürlich in der freien Natur trainieren. Schwimmen ist die gelenkschonendste Sportart überhaupt – vorausgesetzt, man beherrscht die richtige Technik. Rudern ist optimal, wenn man nicht nur abnehmen, sondern auch die Muskeln aufbauen will. Die meisten Fitnesscenter haben Rudergeräte. Die Studios bieten außerdem verschiedene Trainingsmethoden wie Aerobic oder Spinning an, die vor allem für Menschen geeignet sind, die leichter in der Gruppe trainieren.

Schönheit braucht keine Waage

Mit meiner Waage zuhause stand ich jahrelang auf Kriegsfuß. Ich zweifle am Sinn von Waagen, da die Maßangaben keine vernünftige Auskunft über die Figur geben. Oft haben zwei Menschen mit gleicher Körpergröße völlig unterschiedliche Figuren.
Auch wenn ich nichts von herkömmlichen Waagen halte, steht dennoch eine bei mir im Badezimmer: eine so genannte Impedanzwaage. Denn entscheidend ist nicht, wieviel Kilogramm man auf die Waage bringt, sondern wie hoch der Körperfettanteil ist. Fett ist leichter als Muskeln. Meine Waage kann den Fettanteil mittels der BIA-Methode (bioelekrische Impedanz-Analyse) messen. Sensoren auf der Waage unter meinen Füßen messen das Verhältnis von Muskeln zu Fett, indem Schwachstrom durch den Körper gesendet wird. Man spürt davon überhaupt nichts.
Der elektrische Strom fließt im menschlichen Körper leichter durch die Flüssigkeiten in der Muskulatur als durch Fett. Die Messung dieses Widerstands, mit dem der Schwachstrom durch den Körper fließen kann, wird als bioelektrische Impedanz bezeichnet und ermittelt genau den prozentualen Anteil des Körperfetts. Frauen haben von Natur aus mehr Unterhautfettgewebe. Ihr Körperfettanteil sollte nicht unter 12 Prozent absinken. Ideal sind, je nach Alter,

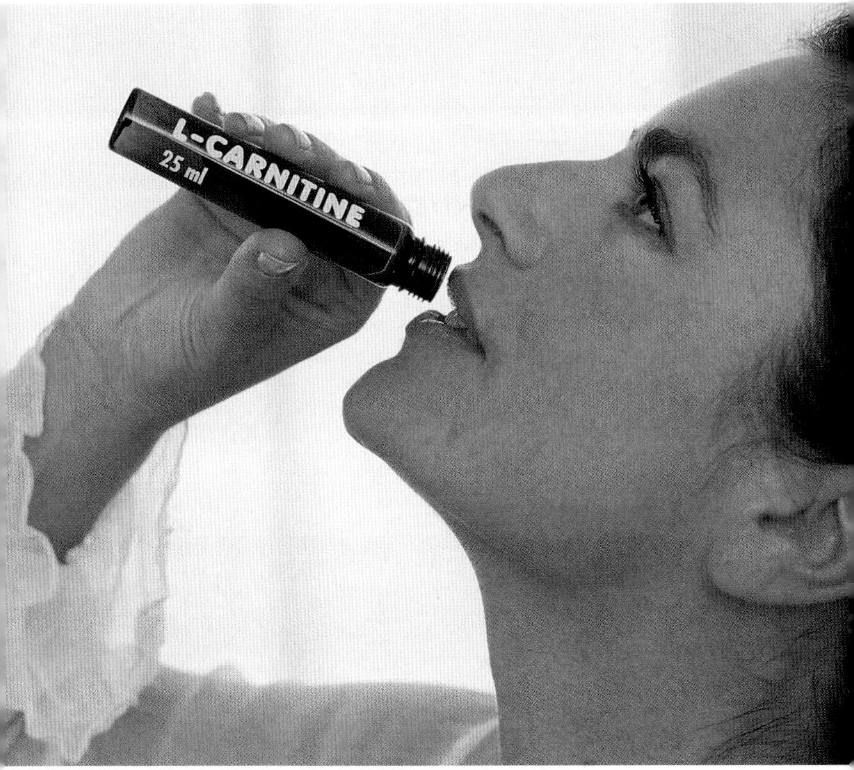

L-Carnitin kann den Abbau von Übergewicht beschleunigen – vorausgesetzt, es wird gleichzeitig Sport getrieben.

22 bis 30 Prozent. Bei Männern liegt der Wert niedriger: Je nach Alter gelten 15 bis 26 Prozent als optimal.

Der Körperfettanteil steigt mit zunehmendem Alter. Es ist eine normale Folge des Älterwerdens, dass wir einerseits Muskelmasse verlieren und sich andererseits der Körperfettanteil erhöht. Wer im Alter nicht automatisch dick werden will, muss deshalb rechtzeitig seine Ernährung anpassen und Sport treiben.

Um die Wirkung von Ausdauersport zusätzlich zu unterstützen, nehme ich vor dem Laufen L-Carnitin. Diese Substanz ist eine Ver-

bindung aus zwei Aminosäuren, Methionin und Lysin. Der Körper kann diesen Stoff in der Leber selbst synthetisieren. Carnitin hat eine große Bedeutung für den Fettstoffwechsel, weil es Körperfette aus ihren Depots in den Fettzellen zur Verbrennung in die Mitochondrien der Zellen transportiert.
Übergewichtige Menschen haben meist eine sehr niedrige Carnitinkonzentration im Blut und im Gewebe. Das gilt übrigens auch für Menschen, die stark unter Stress stehen. Deshalb kann Carnitin eine große Hilfe sein, wenn Übergewicht reduziert werden soll, jedoch nur in Verbindung mit gleichzeitiger sportlicher Betätigung. Carnitin reinigt die Mitochondrien auch von organischen Säuren, die als Schlacken entstehen, wenn die Fettverbrennung gestört ist. Und es hat noch weitere gesundheitsrelevante Wirkungen.
Therapeutisch wird es bei Gefäßerkrankungen, Angina pectoris und Leberzirrhose eingesetzt sowie zur Regulierung bei Unterzuckerung des Blutes und zur Senkung der Blutfettwerte. Die tägliche Zufuhr sollte in diesen Fällen zwischen 400 und 1000 Milligramm betragen. Übergewichtige, die Fettdepots abbauen wollen, benötigen zwischen 1500 und 2500 Milligramm pro Tag.

Schönheit ist gut gepolstert

Körperfett ist jedoch nicht grundsätzlich schlecht. Im Gegenteil, wir brauchen es, damit unser Körper überhaupt funktionieren kann. Körperfett polstert die Gelenke, regelt die Körpertemperatur, speichert Vitamine und dient als Energiedepot. Unser Körperfett schützt auch die Nieren vor Kälte und Schlägen, transportiert die Vitamine und Hormone zu ihrem Bestimmungsort und ist ein Grundbaustoff für unser Immunsystem. Selbst unser gesundes Aussehen hängt davon ab. Haut, Nägel und Haare wären ohne Körperfett stumpf und spröde. Diese positiven Aspekte gelten für einen optimalen Anteil von Körperfett. Zu viel davon führt allerdings zu gesundheitlichen Beeinträchtigungen. Vor allem, wenn man älter wird, tut ein leichtes Polster gut. Ein ausgemergeltes Gesicht sieht schneller alt aus, weil die Konturen absa-

Low-Fat- und No-Fat-Produkte, wie sie in den USA lange in Mode waren, machen nicht schlank, sondern krank: Eine koplett fettfreie Kost kann eine vorzeitige Hautalterung und im schlimmsten Fall Gesundheitsschäden nach sich ziehen.

cken und die Haut wie Pergament wirkt. Ein Polster darunter strafft hingegen die Haut, zieht Falten glatt und verjüngt so optisch.

Mit Muskeltraining in Form bleiben

Bauch, Beine und Po sind die angeblichen Problemzonen der Frauen. Wer denkt sich eigentlich so etwas aus? Ich finde weibliche Hüften hip; ein üppiger Po wie der von Jennifer Lopez zieht alle Blicke auf sich. Und ein Waschbrettbauch oder eine Wespentaille sind nicht das Maß aller Dinge. Trotzdem ist Weiblichkeit kein Freibrief zur Nachlässigkeit. Ein Vollweib hält seine Formen in Form. Denn unser Körper ist ein Wunderwerk, das Pflege verdient. Rund 400 Muskeln halten unseren Körper beweglich. Die Muskulatur macht etwa 40 Prozent unseres Körpergewichts aus.

Wenn Muskeln regelmäßig trainiert werden, dann funktionieren sie bis ins hohe Alter und bauen sich viel langsamer ab. Denn mit dem Älterwerden verlieren wir Muskelmasse. Der Abbau beginnt schon ab dem 30. Lebensjahr. Die Muskeln bilden sich zurück, während Fett angelagert wird. Viele Beschwerden würden durch Muskeltraining wieder verschwinden oder gar nicht erst auftreten.

Ein regelmäßiges Workout hilft beispielsweise gegen Rücken- und Gelenkschmerzen und wirkt dem Knochenabbau (Osteoporose) entgegen. Deswegen sind straffe und trainierte Muskeln auch die beste Vorbeugung und die Basis für das Wohlbefinden in der Zukunft.

Trainierte Muskeln stützen das Skelett. Bei der Osteoporose wird allmählich Knochensubstanz abgebaut. Etwa 85 Prozent der Betroffenen sind Frauen. Neben erblichen und altersbedingten Faktoren spielen Östrogenmangel nach den Wechseljahren, zu wenig Bewegung, eine kalziumarme Ernährung und zu viel Alkohol und Nikotin eine Rolle. Deswegen hilft regelmäßiges Muskeltraining auch gegen diesen Knochenschwund.

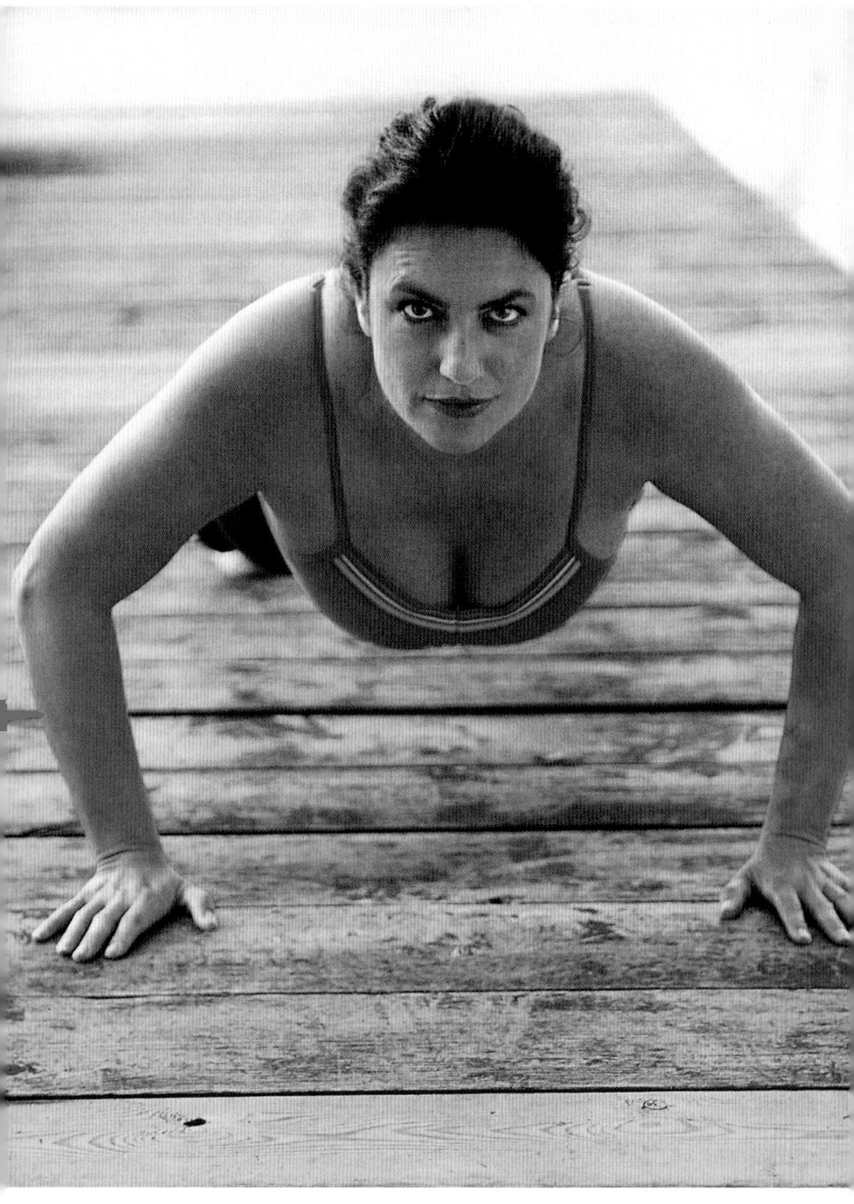

Fitness für Vollweiber

Wenn Sie trainieren, braucht der Körper dafür viel Energie. Frauen über 40, die regelmäßig ihre Muskeln trainieren, können es körperlich leicht mit ihren Töchtern aufnehmen. Ein regelmäßiges Workout modelliert den Körper. Nur geformte Muskeln führen ans Ziel. Sie kennen bestimmt auch Frauen, die zwar schlank sind, aber trotzdem schwabbelig aussehen. Immer auf Diät zu sein, führt noch lange nicht zu einer schöner Figur.

Übrigens ist es ein Ammenmärchen, dass wir Frauen bei regelmäßigem Muskeltraining zur weiblichen Variante von Arnold Schwarzenegger mutieren könnten. Um eine Bodybuilder-Figur zu bekommen, müssten wir uns jahrelang Tag für Tag mehrere Stunden mit schweren Gewichten plagen und vermutlich auch mit Präparaten nachhelfen. Ein normales Workout verwandelt Fett- in Muskelzellen und strafft nur den Körper. In meinem zweiten Buch »Das Vollweib-Training« habe ich mein tägliches Workout-Programm vorgestellt. Diese Übungen für Arme, Brust, Bauch, Po und Beine kann jeder zuhause nachmachen. Oder aber Sie melden sich im Fitnessstudio für ein geeignetes Training an.

MEIN TIPP: Messen Sie sich nicht an Hochleistungssportlern oder Bekannten, die schon seit Jahrzehnten trainieren. Lassen Sie sich Zeit und finden Sie selbst heraus, welches Maß an Bewegung Ihnen gut tut – andernfalls überfordern Sie sich und verlieren schnell die Freude am Sport.

Wieviel Fitness braucht die Schönheit?

Früher habe ich oft den Fehler gemacht, viel zu hohe Ansprüche an mich zu stellen. Beim Tennisspielen habe ich mich, wenn es nicht so gut lief, furchtbar geärgert. Der Spaß blieb dabei auf der Strecke. Irgendwie wollte ich wie Steffi Graf spielen, obwohl ich weder das gleiche Talent hatte noch das gleiche Trainingspensum absolvierte. Meine Ziele waren viel zu hoch und unrealistisch. Ich weiß, dass vie-

◁ **Krafttraining ist die beste Vorsorge gegen Probleme mit dem Bewegungsapparat: Es stärkt die Rückenmuskulatur und die Gelenke und schützt vor Osteoporose.**

le Menschen beim Sport ähnlich reagieren – insbesondere am Anfang, wenn sie meinen, mit verbissenem Ehrgeiz schnell Erfolge zu erzielen. Das Problem mit dem übertriebenen Ehrgeiz ist, dass der eigentliche Sinn des Sporttreibens darunter leidet: die Freude an der Bewegung.

Deswegen kann ich jedem nur empfehlen, beim Sport realistische Ziele anzusteuern und weniger das Können als das Tun in den Vordergrund zu stellen.

Fitness ist ein Sammelbegriff für Ausdauer, Kraft, Beweglichkeit und Konzentration. Deshalb sollten Sie für Ihre Fitness verschiedene Sportvarianten miteinander kombinieren. Ideal wären wohl sechs Tage die Woche mit je einer Stunde Ausdauersport, Krafttraining und Stretching. Aber wer hat schon so viel Zeit? Mein Motto lautet: So oft wie möglich – lieber zehn Minuten am Tag als gar nichts. Wenn Sie überhaupt nicht an Sport gewöhnt sind, sollten Sie vor dem Start Ihren Hausarzt konsultieren und Ihr Vorhaben besprechen. Er sagt Ihnen, was und wieviel Sie sich zumuten können. Für alle »Vollweiber« gilt außerdem: kein Sport, wenn Sie krank oder verletzt sind. Das schadet Ihrem Körper und Ihrem Wohlbefinden genauso wie Überanstrengung. Jedes Training braucht seine Zeit und Konzentration. Beim Workout wird jede Übung langsam und kontrolliert durchgeführt. Hektische Bewegungen sind tabu. Muskeln können beim Workout brennen, aber sie dürfen nicht weh tun.

Die Fitness-Kombination

STRETCHING, um Ihre Muskeln elastisch zu halten, Ihre Beweglichkeit zu trainieren, Verletzungen vorzubeugen, als Warm-up vor dem Sport und als Cool-down danach.

AUSDAUERTRAINING, um Fett zu verbrennen und Ihr Herz-Kreislauf-System in Schwung zu bringen.

WORKOUT als Krafttraining, um Ihre Muskeln aufzubauen und zu stählen, die Halung und die Figur zu formen und gegen Rückenschmerzen, Osteoporose und Cellulite vorzugehen.

▷ Mit einigen Stretchingübungen vor und nach dem Sport machen Sie die Muskeln locker und trainieren die Beweglichkeit.

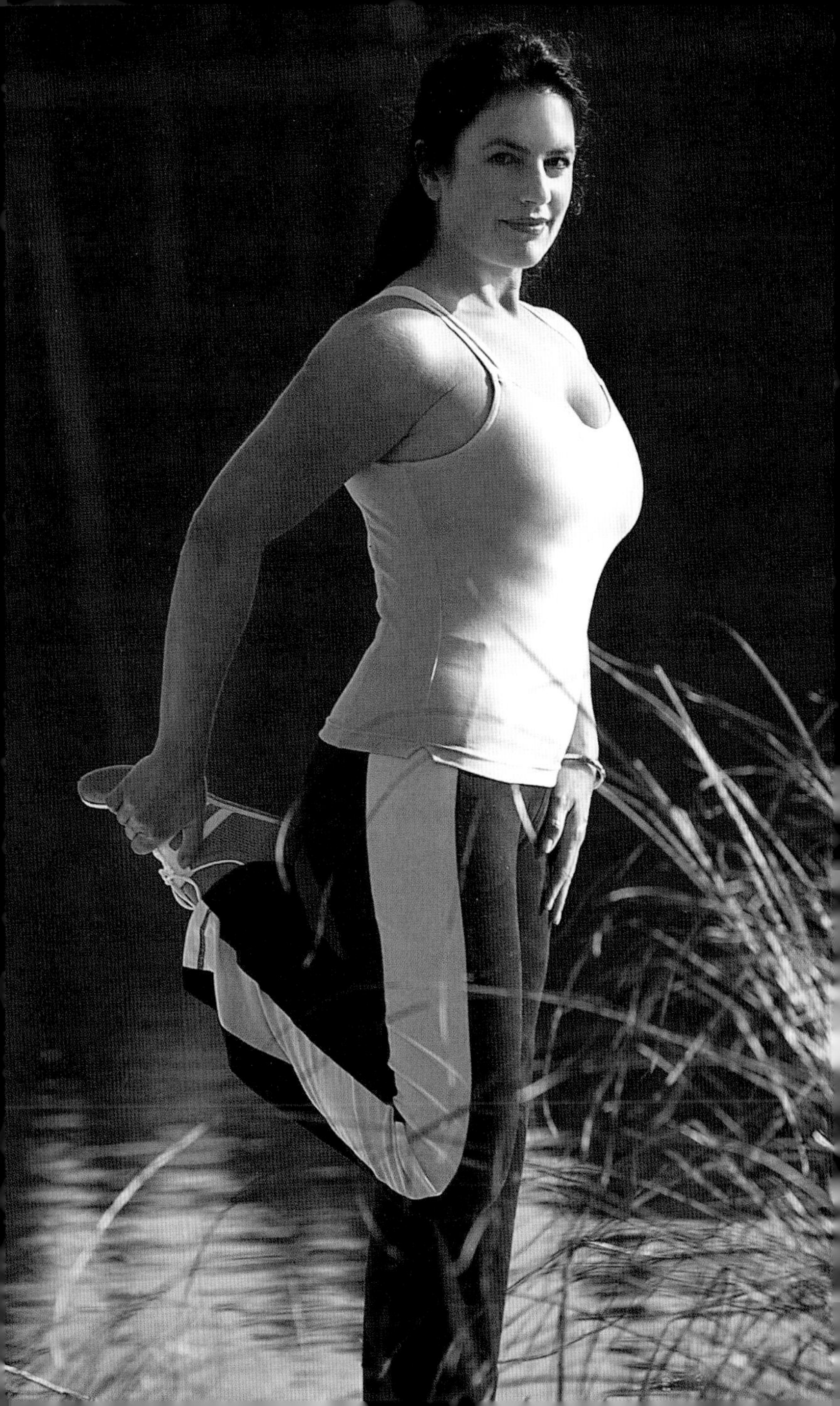

Ewig jung statt vom Leben gezeichnet

Länger jung und schön zu bleiben, das ist unsere ewige Sehnsucht. Zwar ist das Älterwerden ein natürlicher Vorgang und ein Gesicht mit Charakter und auch Falten kann sehr attraktiv sein. Doch wie schnell wir altern, können wir maßgeblich mitbeeinflussen. Lesen Sie auf den folgenden Seiten, welche Wirkstoffe Sie für ein jugendliches Aussehen nutzen können.

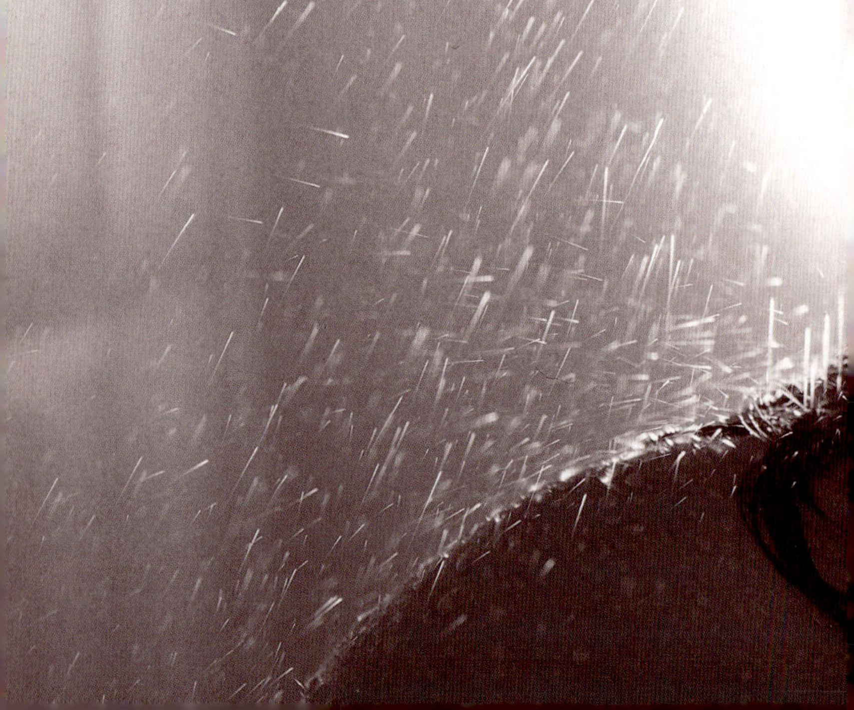

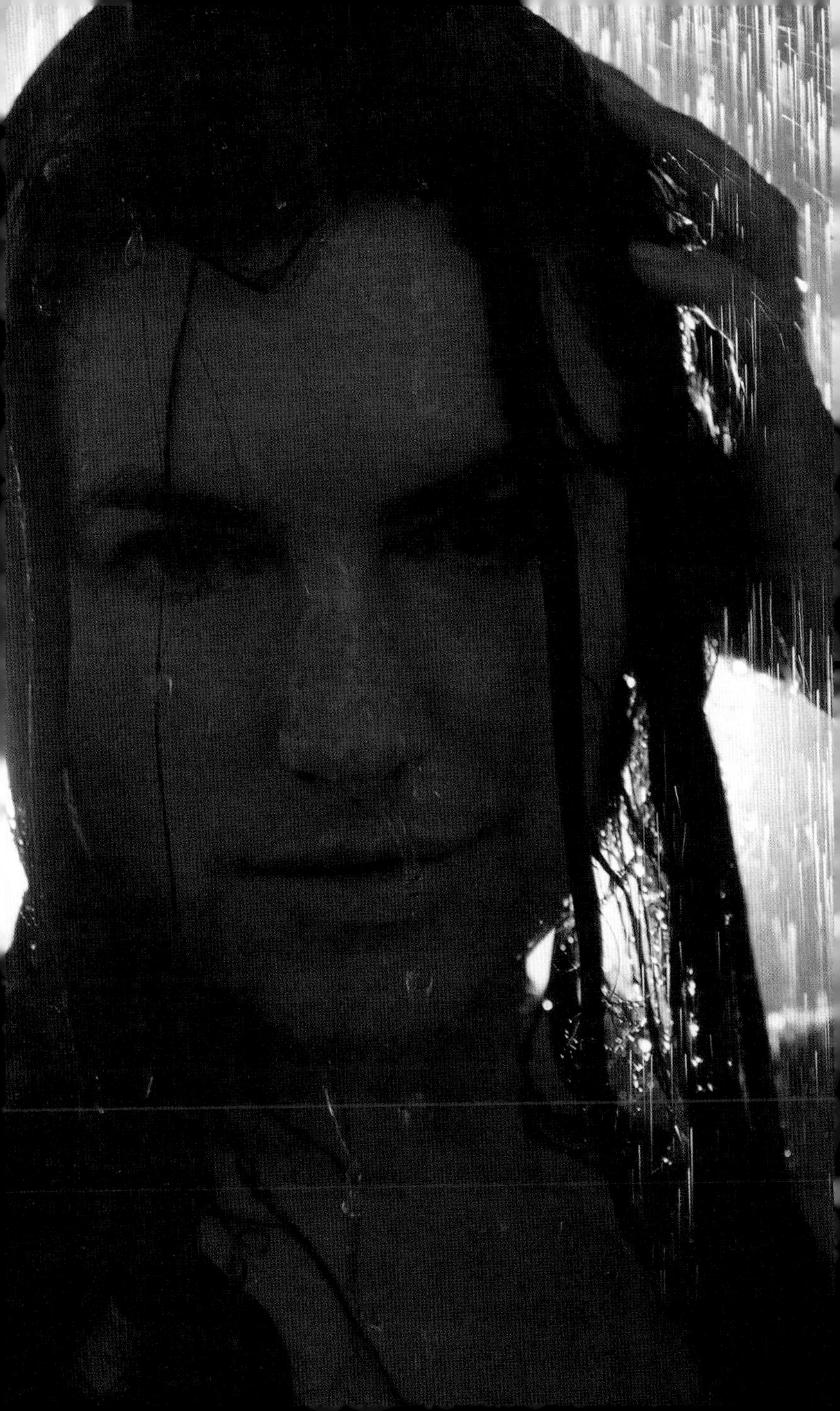

Für immer jung?

Ich habe inzwischen die 40 überschritten und möchte weder jünger sein noch einen einzigen Tag in meinem Leben missen. Die deutsche Schriftstellerin Gertrud von le Fort (1876–1971) hat das wunderbar auf den Punkt gebracht: »Das Altern ist wie eine Woge im Meer. Wer sich von ihr tragen lässt, treibt obenauf. Wer sich dagegen aufbäumt, geht unter.« Bei uns jedoch ist der Jugendwahn en vogue, Altern ein Makel. Dem kann und will ich mich nicht anschließen. Altern ist ein Reifeprozess, der viele schöne Seiten hat. Aber gerade als Schauspielerin muss ich auf mein Äußeres achten. Die Haut lässt sich nicht täuschen. Unser Leben hinterlässt seine Spuren, positive wie negative. Wir Frauen unterliegen dabei strengeren Maßstäben als Männer. »Eine Frau wird älter, ein Mann interessanter«, dieses Motto scheint für viele immer noch zu gelten. Ich schließe mich dieser Idee nicht an. Jede Frau ist schön, in jedem Alter. Und die Schönheit muss mit den Jahren nicht verblassen. Sie kann reifen – vorausgesetzt, sie wird richtig gepflegt.

Die Jahreszeiten der Haut

Wie unsere Haut altert, ist nur zu einem Drittel durch Vererbung festgelegt; die anderen zwei Drittel können Sie durch einen gesunden Lebensstil und die richtige Pflege beeinflussen. Mit Anfang 20 ist unsere Haut topfit. Sie ist perfekt durchblutet und verfügt über ausreichend Feuchtigkeit und Fett. Im Normalfall ist die Haut prall, frisch und rosig. Manchmal tauchen noch lästige Pickel auf wie bei Teenagern, weil die Haut in einer Übergangsphase steckt.

Der biologische Alterungsprozess unserer Haut setzt ab dem 25. Lebensjahr ein. Unreinheiten sind nun passé, dafür werden erste Folgen der Alterung sichtbar. Die Elastizität der Haut und ihre Fähigkeit Wasser zu speichern beginnen nachzulassen. An den Augen und um die Mundwinkel zeigen sich erste kleine Fältchen.

Ab dem 30. Lebensjahr verliert die Haut weiter an Elastizität und Feuchtigkeit, weil sie weniger Fett produziert. Die Folge: trockene

Haut. Auch die Zellen regenerieren sich langsamer, nicht mehr alle 28 Tage, sondern erst nach ca. 40 Tagen. Jede lange Nacht, jedes Glas Alkohol und jede Zigarette zeigt sich am nächsten Morgen deutlich im Gesicht. Die Fältchen zwischen den Augenbrauen und an der Oberlippe werden größer, hinzu kommen nun auch erweiterte Äderchen.

Um die 40 nehmen alle Symptome der Hautalterung zu. Die Haut erneuert sich noch langsamer, die Falten vertiefen sich, die Haut ist jetzt sehr trocken. Ab dem 50. Lebensjahr ist die Haut viel dünner und empfindlicher als früher. Die Hormonproduktion lässt nach. Die Haut trocknet weiter aus, verliert an Widerstandskraft. Falten, Krähenfüße und Altersflecken werden deutlich sichtbar.

Versuchen Sie nicht, die Uhr anzuhalten

Klingen all diese Folgen des Alterns für Sie schrecklich? Ich kann folgenden Satz nur unterstreichen und jeder Frau ans Herz legen: Es ist nicht entscheidend, wie alt man ist, sondern wie alt man sich fühlt. In meinen Augen ist ein junges, glattes Gesicht todlangweilig, wenn die Person dazu nichts im Kopf hat. Schönheit kommt von innen und setzt sich aus vielen Bausteinen zusammen. Machen Sie sich nicht von der Jahreszahl abhängig. Es gibt Menschen mit 20, die zehn Jahre älter zu sein scheinen als mancher vitaler Mittfünfziger. Ich nehme das Älterwerden als Reifeprozess, möchte aber natürlich meinen Körper und meine Haut so lange wie möglich jung halten. Und dafür tue ich einiges.

Vermeiden Sie Schönheitssünden

Vieles, was der Haut dabei hilft, jung und frisch zu bleiben, wirkt sich auch positiv auf unsere Gesundheit aus. Ein gesunder Lebensstil ist nicht nur die beste Vorbeugung, sondern die einzig wirksame Maßnahme gegen schnelles Altern.

Dagegen gibt es Lebens- und Denkweisen, die der Schönheit abträglich sind: Zellgifte wie Nikotin, zu viel Alkohol und Sonne, falsche Ernährung, Schlafmangel, Kummer, Verbitterung, Ärger und Selbstmitleid zeichnen Linien ins Gesicht, die die Schönheit verschwinden lassen. Ein freudvolles, harmonisches Leben, das Rücksicht auf körperliche und seelische Zusammenhänge nimmt, wird sich als Schönheit im Gesicht widerspiegeln. Zum Genuss zählen sinnliche und ideelle Freuden. Deswegen gilt: Beugen Sie vor und meiden Sie die Beautykiller.

20 Fehler, die Ihnen die Haut übelnimmt

1. Zu wenig Wasser trinken
2. Zu viel Alkohol
3. Rauchen
4. Fettes Essen
5. Zu viele Süßigkeiten
6. Übermäßiger Kaffeegenuss
7. Crash-Diäten
8. Zu wenig frische Luft
9. Mangelnde Bewegung
10. Stress und Überanstrengung
11. Zu viele Sonnenbäder
12. Zu wenig Schlaf
13. Zu wenig Entspannung
14. Das Abschminken vergessen
15. Mit Parfüm in die Sonne gehen
16. Das Schlafzimmer überheizen
17. Zu heiß baden
18. Sich nichts gönnen
19. Schlechte Laune
20. Selbstmitleid

Beautykiller freie Radikale

Ein Begriff wird immer häufiger als Gefahr für Jugend, Schönheit und Gesundheit genannt: die freien Radikale. Doch was steckt dahinter?
Für alle Verbrennungsvorgänge, durch die Körperenergie gewonnen wird, ist Sauerstoff notwenig. Diese Verbrennung findet in einem bestimmten Teil unserer Körperzellen statt, den Mitochondrien. Sie gelten auch als die Kraftwerke der Zellen. Doch der für die Verbrennung benötigte Sauerstoff hat nicht nur gute Seiten. Er kann im Verlauf der Körperprozesse, an denen er beteiligt ist, eines seiner

acht Elektronen verlieren, die normalerweise stabil und paarweise miteinander verbunden sind. Das ist der Moment, in dem das unvollständige Sauerstoffmolekül zum »freien Radikal« wird. Das »freie«, partnerlose Elektron ist nun bestrebt, sich auf schnellstem Wege wieder ein Partnerelektron zu suchen.

Es reagiert deshalb mit dem nächstbesten benachbarten Molekül, indem es ihm ein Elektron entreißt. Das Molekül, das durch den Angriff des Sauerstoffradikals ein Elektron verliert, wird dabei gewöhnlich beschädigt. Wenn der Vorgang nicht gestoppt wird, kann das durch den Verlust des Elektrons beschädigte Molekül selbst zum Radikal werden und auf diese Weise eine Kettenreaktion von zellschädigenden Prozessen in Gang setzen. Freie Radikale sind also instabile, stark reaktive Moleküle, die sehr schnell die sie umgebenden Moleküle oxidieren. Sie werden deshalb auch Oxidanzien genannt. Greifen sie Fett- oder Eiweißmoleküle an, sammeln sich giftige Schlacken an. Ein Beispiel sind Altersflecken auf der Haut, bei denen es sich um Ablagerungen von Abfallprodukten handelt, die sich durch solche Angriffe gebildet haben. Dieser »Zellrost« verstopft die Zellen und beeinträchtigt ihre normale Tätigkeit.

Freie Radikale setzen Oxidationsprozesse in Gang, die das Immunsystem schwächen, zur Entstehung von Arteriosklerose beitragen und das Wachstum von Tumoren begünstigen können. Mithilfe von Antioxidanzien wie den Vitaminen C und E, Selen und bioaktiven Pflanzenstoffen sowie einer gesunden Lebensweise lassen sich die agressiven Moleküle jedoch neutralisieren.

Ursachen für eine verstärkte Bildung von freien Radikalen sind unter anderem innere, im Stoffwechsel begründete Ursachen. So können entzündliche Vorgänge und starke körperliche und geistige Belastungen nicht nur psychischen, sondern auch oxidativen Stress erzeugen. Zu den äußeren Ursachen, die in unserer heutigen Lebensweise gehäuft auftreten, zählen Zigarettenrauch, ultraviolette Strahlung (Höhenstrahlung), Luftverunreinigungen (Autoabgase, Ozon, Smog), Chemikalien (Pflanzenschutzmittel, Rückstände in Lebensmitteln, Chlorverbindungen) und bestimmte Medikamente. Aber auch beim Sport können sich durch die beschleunigte und intensivere Atmung vermehrt freie Radikale bilden. Deshalb haben Sportler einen erhöhten Bedarf an Antioxidanzien.

Wirksame Antioxidanzien

Zum Glück kennt unser Körper auch Schutzmechanismen gegen die freien Radikale. Er schickt Antioxidanzien ins Rennen, die die freien Radikale einfangen und sie neutralisieren, indem sie biochemische Verbindungen mit ihnen eingehen.
Die meisten Antioxidanzien »spenden« den freien Radikalen, die nach einem Reaktionspartner gieren, ein Elektron und wandeln sie dadurch in stabile, ungiftige Stoffwechselprodukte um. Diese können die Körperzellen weder verschlacken noch schädigen. Bei dieser Rettungsaktion werden die Antioxidanzien durch ihr Elektronenopfer selbst zerstört. Deshalb muss der Vorrat dieser Substanzen immer wieder aufgefüllt werden. Antioxidanzien spenden Enzyme sowie die Vitamine A, C, E und Provitamin A. Auch Spurenelemente wie Selen, Eisen, Zink, Mangan und Kupfer wirken als Antioxidanzien. Das Coenzym Q10 – ein vitaminähnlicher Stoff, der sich vor allem im Herzmuskel findet – und sekundäre Pflanzenstoffe wie z. B. Phenole in grünem Tee haben antioxidative Eigenschaften. Um dem oxidativen Stress Paroli zu bieten, führe ich meinem Körper Antioxidanzien in Form von speziellen Nährstoffpräparaten zu.

Schön mit Vitaminkuren

Vitamine sind organische Substanzen, die lebenswichtig für unseren Körper sind. Man unterscheidet fettlösliche und wasserlösliche Vitamine. Zu den fettlöslichen gehören die Vitamine A, D, E und K, zu den wasserlöslichen die Vitamine der B-Gruppe sowie Vitamin C. Die Vitamine A und D besitzen hormonähnliche Eigenschaften, und Vitamin E schützt die Fettsäuren in den Zellen vor Oxidation. Ich nehme Vitamine in Kapsel- oder Tablettenform. Es handelt sich dabei nicht um Arzneimittel, sondern um Nahrungsergänzungsmittel. Meine Vitaminkur enthält:

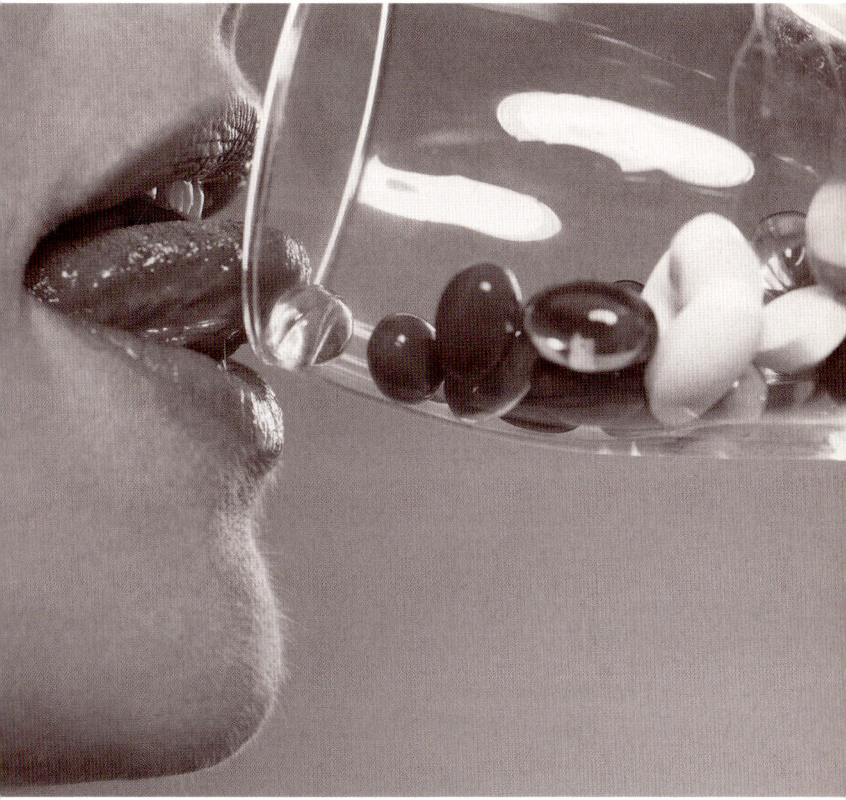

Nicht immer gelingt es uns, mit der täglichen Ernährung ausreichend Vitamine aufzunehmen. Die Lösung: Nahrungsergänzungsmittel in Kapselform.

Vitamin A (Retinol) hält Haut und Schleimhäute in guter Verfassung und stärkt das Immunsystem. Es sorgt für kräftige Knochen, gesunde Haut, Haare und Zähne. Beim Provitamin A handelt es sich um eine Reihe chemisch ähnlicher Substanzen, die in der Wissenschaft als »Retinole« bezeichnet werden. Sie finden sich in tierischen Lebensmitteln, besonders in Leber, Milch und Eiern. Pflanzliche Quellen für Vitamin A sind die Carotinoide, eine Gruppe von Farbstoffen (Pigmenten), die in rotem und gelbem Obst und Gemüse (z. B.

in Möhren und Tomaten) vorkommen, aber auch in (dunkel)grünem Blattgemüse wie Spinat und Feldsalat reichlich vorhanden sind. Doch Carotinoide unterstützen nicht nur die Vitamin-A-Bildung, sondern sind auch für viele andere Prozesse in unserem Körper wichtig. Vor allem das Carotinoid Beta-Carotin ist eines der wirksamsten Antioxidanzien.

Vitamin D (Calciferol) ist in unserer Nahrung nur in geringen Mengen enthalten. Wir nehmen es hauptsächlich durch Nahrungsmittel tierischen Ursprungs auf; die beste Quelle ist Fisch und hier an erster Stelle der altbekannte Lebertran. Unter Einfluss von UV-Licht wird es auch in der Haut gebildet. Vitamin D ist für ein gesundes Wachstum und die Entwicklung von Knochen und Zähnen bei Kindern besonders wichtig.

Obst und Gemüse haben heute oft einen weiten Transport hinter sich, bis sie auf den Tellern der Konsumenten landen. Die empfindlichen Vitamine haben sich dann oft schon größtenteils verflüchtigt. Bevorzugen Sie deshalb Produkte aus regionalem Anbau und ergänzen Sie Ihre Nahrung ab und zu kurmäßig mit entsprechenden Vitaminpräparaten.

Direkte Sonneneinstrahlung ist in den langen, lichtarmen Wintermonaten selten. Deshalb kann es leicht zu einem Vitamin-D-Mangel und in der Folge zu depressiven Verstimmungen kommen. Gerade in dieser Jahreszeit ist es wichtig, sich regelmäßig an der frischen Luft zu bewegen und ein ausgewogenes Multivitaminpräparat mit ausreichend Vitamin D und B-Vitaminen einzunehmen, um der Winterdepression zu entgehen. Ein Vitamin-D-Mangel führt zur Demineralisierung der Knochen, eine Gefahr besonders bei älteren Menschen. Das liegt daran, dass alte Haut im Vergleich zur jungen weniger Vitamin D bilden kann, wenn sie der Sonne ausgesetzt ist. Darüber hinaus gibt es viele ältere Menschen, die sich vorwiegend in geschlossenen Räumen aufhalten.

Vitamin E (Tocopherol) ist eines der wichtigsten Antioxidanzien. Es fängt freie Radikale ab und schützt die Zellmembranen vor Schädigungen. Vitamin E ist für unsere Haut sehr wichtig, da es die Oxidation der Fette verhindert und dadurch hilft, ein junges Aussehen zu bewahren. Im Kampf gegen Umweltgifte in der Luft, Schadstoffe in

Nahrungs- und Genussmitteln, Schwermetalle und Chemikalien ist Vitamin E unentbehrlich. Es schützt den Körper vor diesen Substanzen, die oft Ursachen für vorzeitiges Altern und Krebserkrankungen sind. Krebspatienten weisen in der Regel niedrige Vitamin-E-Werte im Blutplasma auf.

Vitamin B_1 (Thiamin) schützt den Körper vor degenerativen Prozessen, die vor allem bei Alkoholkonsum und Rauchen vorzeitig auftreten. Es macht außerdem widerstandsfähiger gegen Stress.

Vitamin B_2 (Riboflavin) unterstützt die körpereigene Energieproduktion und den Stoffwechsel. Wenn sich Risse und Wunden in den Mundwinkeln oder an den Lippen zeigen, der Mund spröde und trocken oder die Zunge geschwollen und rissig ist, könnte dies auf einen Mangel an Vitamin B_2 hinweisen. Riboflavin beseitigt diese Störungen und sorgt generell für gesundes Hautgewebe, starke Nägel und schönes, schuppenfreies Haar. Riboflavin wird für die Bildung von Glutathion gebraucht, einem der wichtigsten Radikalfänger im Körper. Es beschleunigt die Umwandlung von Vitamin B_6 in seine aktive Form.

Vitamin B_3 (Niacin) hat weitreichende Aufgaben, z. B. für Herz und Blutkreislauf. Zahlreiche Untersuchungen sprechen dafür, dass es hilft, gegen Herzerkrankungen vorzubeugen. Das Vitamin ist in jeder Körperzelle vorhanden und als Coenzym an wichtigen Stoffwechselvorgängen beteiligt, aber auch an der Ausschüttung von Gallen- und Magensäften und der Bildung von Sexualhormonen. Weil es einen entspannenden und beruhigenden Effekt hat, wird Vitamin B_3 auch erfolgreich zur unterstützenden Behandlung bei Essstörungen eingesetzt.

Vitamin B_5 (Pantothensäure) wird für den gesunden Zellaufbau und das allgemeine körperliche Wachstum einschließlich der Entwicklung des zentralen Nervensystems gebraucht. Seit Langem ist auch bekannt, dass die Heilung von Hautverletzungen, Verbrennungen und auch Sonnenbrand durch Vitamin B_5 beschleunigt wird. Vitamin B_5 gilt als das effektivste Anti-Stress-Vitamin.

Vitamin B_6 (Pyridoxin) aktiviert zahlreiche Enzymsysteme und spielt eine sehr wichtige Rolle im Stoffwechsel. Vor allem während der Menstruation und in den Wechseljahren harmonisiert es den weiblichen Hormonhaushalt und gilt deshalb als »Frauen-Vitamin«. Es reduziert auch die Symptome des prämenstruellen Syndroms wie Übelkeit und Spannungskopfschmerzen. Frauen brauchen mehr Vitamin B_6 in der Schwangerschaft, aber auch, wenn sie hormonelle Verhütungsmittel nehmen. Jugendliche, junge Frauen und Senioren leiden besonders häufig an einem Vitamin B_6-Mangel.

Vitamin B_{12} (Cobalamin) ist das Vitamin, das gegen eine bestimmte Form der Blutarmut eingesetzt wird, die früher tödliche perniziöse Anämie. Bereits ein geringer Mangel an B_{12} kann zu Befindlichkeitsstörungen führen, deren wirkliche Ursache – eben der Vitamin-B_{12}-Mangel – häufig nicht erkannt wird, weil die Symptome unspezifisch sind. Es handelt sich dabei um Zustände wie allgemeine Schwäche und Müdigkeit, depressive Verstimmungen, Vergesslichkeit, Veränderungen der Persönlichkeit, Muskelschlaffheit und Bewegungsstörungen.

Lassen Sie sich von Ihrem Arzt oder Apotheker beraten, welches Vitaminpräparat das richtige für Sie ist. Billige Produkte aus dem Supermarkt sind oft zu niedrig dosiert und bleiben wirkungslos.

Biotin ist eines der wichtigsten Schönheitsvitamine. Haut, Nägel und Haar enthalten, wenn sie gesund sind, Schwefel, ein Element, das auch Bestandteil des Biotin ist. Schwefel gibt Haut und dem Haar auch optisch sichtbaren Schutz. Ein Mangel macht die Haut grau und das Haar glanzlos; auch die Fingernägel werden dann brüchig und splittern leicht. Biotin, das sich gehäuft in Haut- und Haarzellen findet, beeinflusst auch den Fettgehalt der Haut. Wo das Vitamin fehlt, kommt es leicht zu Seborrhö, einer krankhaft veränderten Absonderung der Talgdrüsen. Es wird dann zu viel Fett auf Haut und Kopfhaut ausgeschüttet, was zu Schuppen und Haarausfall führen kann.

Vitamin C hat eine fundamentale Bedeutung für unseren allgemeinen Gesundheitszustand. Wie kaum ein anderer Vitalstoff wurde Vitamin C wissenschaftlich genau erforscht und sein Nutzen für die Erhaltung der Gesundheit und den Schutz vor Krankheiten belegt.

Fast jedes Gesundheitsproblem kann durch Vitamin C positiv beeinflusst werden, von der gewöhnlichen Erkältung über Asthma, Allergien, Bluthochdruck, Herz- und Gefäßleiden bis hin zum Krebs.

Ein Mangel an dem Spurenelement **Eisen** kann zu blasser, rauer, spröder Haut führen, zu brüchigem Haar, Rillen in den Fingernägeln, Rissen in den Mundwinkeln, Kopfschmerzen, Nervosität, Reizbarkeit und Infektanfälligkeit. Eisen ist ein Bestandteil des roten Blutfarbstoffs Hämoglobin, der für den Transport von Sauerstoff im Blut und seine Verwertung im Organismus zuständig ist. Zu wenig Eisen im Blut kann zu einem Mangel an roten Blutkörperchen und Blutarmut (Anämie) führen.

Silicium, der Hauptbestandteil der Kieselerde, ist besonders wichtig für Haut, Haare, Finger- und Zehennägel. Durch die täglichen Belastungen werden die Strukturen von Haaren und Nägeln erheblich beansprucht. Im Extremfall können die im Haar liegenden Fasern, die für den Glanz sorgen, zerstört werden; dann spaltet sich das Haar.
Daher ist es wichtig, das Haar von innen heraus gesund und widerstandsfähig zu halten. Das beste Mittel dafür ist eine ausgewogene Ernährung, die alle wichtigen Spurenelemente enthält. Sie können diese aber auch in Form von Nahrungsergänzungsmitteln zuführen. Brüchige oder weiche Nägel weisen ebenfalls auf einen schlechten Allgemeinzustand, eine vorübergehende Abwehrschwäche oder einen Mangel an bestimmten Spurenelementen und Mineralstoffen hin. Die ausreichende Zufuhr von Silicium unterstützt dagegen die Nagelqualität. Ähnlich wie Zement die Mauern eines Hauses zusammenhält, wirkt Kieselerde auf unser Binde- und Stützgewebe, verstärkt es und gibt ihm Form und Struktur. Dies zeigt sich in straffer und geschmeidiger Haut, glänzendem und vollem Haar und festen Nägeln. Die Wirkung des Siliciums im Körper beschränkt sich keineswegs nur auf die äußere Hülle. Kieselerde erleichtert auch die Speicherung knochenerhaltender Stoffe wie Kalzium, Magnesium und Phosphor. Ohne Silicium würden unsere Knochen und Gelenke weicher, was zu einer Schwächung des gesamten Stützapparats führen würde.

Mit den Jahren nimmt der Kieselsäureanteil in der Haut ab; spätestens dann empfiehlt es sich, die Substanz regelmäßig als Kur einzunehmen.

Drei Vitalstoffe für die Gesundheit

Neben meinen Vitaminen nehme ich drei weitere Präparate ein, die die Lücke zwischen der idealen und realen Ernährung schließen sollen. Wer sich gesund und ausgewogen ernährt, nimmt alle diese Vitalstoffe durch die Nahrung zu sich. Um den Bedarf zu decken, muss man jedoch täglich viel Obst und Gemüse essen. Da mir dies aber nicht immer gelingt, führe ich meinem Körper zusätzlich Vitalstoffe in Tablettenform zu. Einen nehme ich, um den Alterungsprozess zu bremsen, einen zweiten, um mein Bindegewebe straff zu halten und Cellulite vorzubeugen und einen dritten, um die Fettverbrennung anzukurbeln.

Coenzym Q10 – der Zellaktivator

Coenzym Q10 (Ubichinon) ist ein Vitaminoid, das heißt eine vitaminähnliche Substanz, die sich mit bestimmten Eiweißmolekülen zu Enzymen verbinden kann.
In den letzten Jahren ist Coenzym Q10 recht bekannt geworden. Es ist ein körpereigener Stoff und spielt vor allem im Stoffwechsel der Zellen – es ist in jeder Zelle vorhanden – und für ein stabiles Immunsystem eine wichtige Rolle. Ein Mangel, der vor allem bei altersbedingter Verringerung der körpereigenen Produktion von Q10 auftreten kann, äußert sich in Erkrankungen des Herzens und der Gefäße, Bluthochdruck, Diabetes mellitus oder auch Zahnbetterkrankungen.
Q10 ist in meinen Augen der Jungbrunnen schlechthin. Leider hat ein japanischer Hersteller das Monopol auf dieses Präparat. Er bestimmt den Preis und deshalb ist Q10 sehr teuer. Aus diesem Grund ist bei billigen Produkten oft fraglich, wieviel Q10 überhaupt darin enthalten ist. Und da diese nicht verschreibungspflichtigen Tabletten keiner Kontrolle unterliegen, können Sie den tatsächlichen Q10-Gehalt nicht prüfen. In Gelkapseln oder Tabletten verrät jedoch die

Farbe die Qualität: Je intensiver der Gelbton, desto mehr Q10 steckt drin.
Mein Anti-Aging-Präparat enthält zusätzlich die Anti-Aging-Vitamine A, C, E, B_6 und B_{12}, Grüntee-Extrakt, Lycopin sowie Selen, Zink und Folsäure. Besonders Frauen leiden oft an einem unerkannten Folsäure-Mangel. Dieser Stoff fördert den Abbau von unerwünschten Stoffwechselprodukten. Und je weniger Schlacken im Körper sind, desto langsamer schreitet der Alterungsprozess voran.

OPCs gegen Cellulite

Speziell gegen die Cellulitebildung nehme ich ein Präparat, in dem das Neueste vom Neuen steckt: die so genannten Oligomere Proantho-Cyanidine, kurz OPCs genannt. Diese pflanzlichen Stoffe – eine Art »Kollagenvitamin« – finden sich in den Innenhäuten von Erdnüssen und in vielen Beeren und Trauben. Nach neuesten wissenschaftlichen Erkenntnissen sind OPCs hoch wirksame Antioxidanzien. OPCs und Vitamin C fördern die Vernetzung der Kollagenfasern untereinander – das perfekte Mittel gegen Cellulite. Wenn Sie zusätzlich eiweißreich essen und Gelatine (auch in Form von Gummibärchen) zu sich nehmen, haben die »Dellen« in der Haut keine Chance.

OPCs stärken nicht nur das Bindegewebe und die Knochen, sie sind auch ein hoch effektiver Radikalfänger: Ihre antioxidative Wirkung ist 20-mal höher als die von Vitamin C.

L-Carnitin pusht die Fettverbrennung

Etwa zwei Stunden vor dem Sport nehme ich ein L-Carnitin-Präparat ein. Ich trainiere im aeroben Bereich, das heißt die Muskeln verbrauchen nur so viel Sauerstoff, wie sie aufnehmen können. Nur bei einer dosierten Geschwindigkeit verbrennt der Körper Fettdepots. L-Carnitin fördert diese Fettverbrennung. Der Wirkstoff löst das Körperfett aus den Depots in den Fettzellen und stellt es so dem Muskel zu Verbrennung bereit. Das hilft beim Abnehmen. Außerdem stimuliert es das Immunsystem, macht stabil bei Stress und Leistungsdruck und fördert so auch die psychische Ausdauer (siehe auch Seite 75 f.).

Die zehn besten Anti-Aging-Strategien

1. Dinner Cancelling

Im Kapitel »Die Vollweib-Diät« (Seite 57 ff.) finden Sie das Konzept für eine ausgewogene und schmackhafte Ernährung: abwechslungsreich, fettarm und zuckerfrei, reich an Vollkornprodukten und Vitaminen. Wer sich so ernährt, nimmt ab und muss sich nie mehr mit überflüssigen Pfunden herumschlagen. Übergewicht hat nicht nur gesundheitliche Probleme zur Folge. Es beeinträchtigt auch die Produktion von Hormonen, die eine entscheidende Rolle bei der Alterung spielen. Der österreichische Anti-Aging-Spezialist Prof. Dr. Johannes Huber empfiehlt deshalb das so genannte Dinner Cancelling: Danach sollte man zweimal pro Woche auf das Abendessen verzichten bzw. nach 17 Uhr nichts mehr essen. Stoffwechselprozesse können dann effektiver ablaufen, da der Körper nicht mit der Verdauung beschäftigt ist. Der Jo-Jo-Effekt bleibt aber aus.
Weil der Hormonhaushalt positiv beeinflusst wird, soll das Dinner Cancelling auch die Jugend verlängern. Während wir schlummern, produziert unser Körper Proteine, die Muskeln aufbauen, Organe bilden, aber auch für die Produktion von Hormonen wichtig sind. Durch das Dinner Cancelling bekommen diese Proteine ihren letzten Schliff. Außerdem mobilisiert das kurze Fasten das Wachstumshormon.
Kurz nach Mitternacht setzt der Körper die größten Mengen davon frei. Das Hormon nimmt dann in unserem Körper Reparaturen vor. Ein üppiges Abendessen verringert die Freisetzung des Wachstumshormons. Ähnliches gilt auch für das Melatonin, das ebenfalls nachts in hohen Mengen freigesetzt wird. Ein leerer Magen regt das Gehirn zu einer vermehrten Melatoninbildung an, was die allgemeine Erfahrung bestätigt, dass man mit leerem Magen besser schläft als mit vollem. Durch das Dinner Cancelling steigen beide Substanzen von selbst an und setzen damit regenerative Prozesse in Gang. Wer wegen seines knurrenden Magens nicht einschlafen kann, darf ein kleines Stück Schokolade zu sich nehmen. Das hilft gegen die Symptome, an denen letztlich ein Zuckermangel im Gehirn schuld ist.

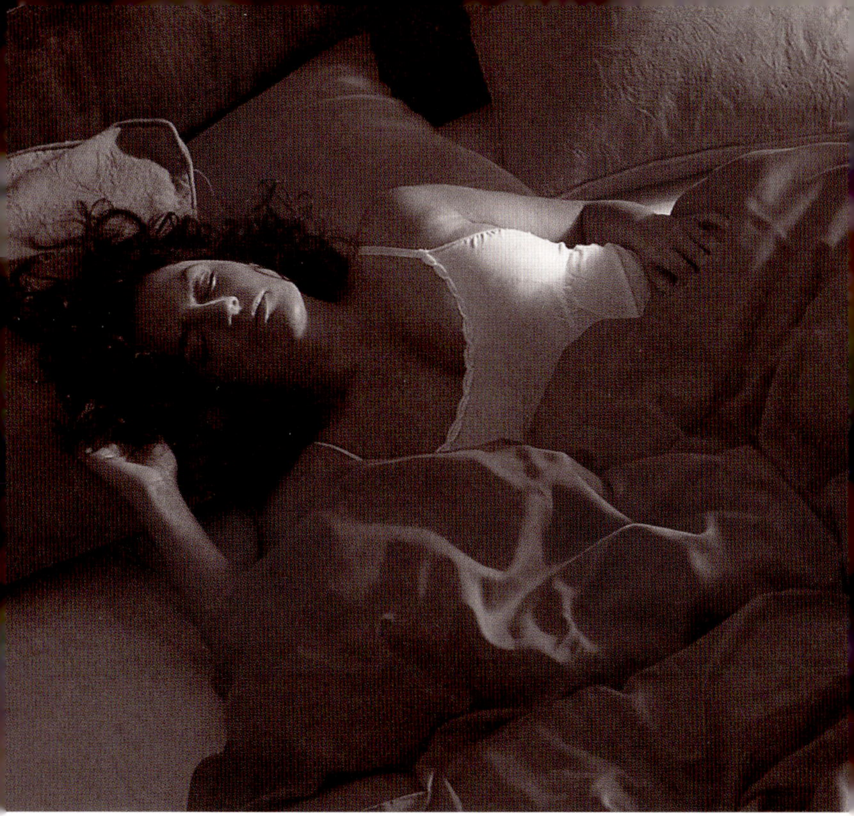

Langschläfer(innen) bleiben länger jung: Sieben bis acht Stunden sollten es schon sein, damit die Regenerationsprozesse im Körper ungestört ablaufen können.

2. Schönheitsschlaf

Während des Schlafs finden im Körper Regenerationsprozesse statt, die Zellen werden erneuert. Auch die Haut hat ihren Biorhythmus. In der Nacht erholt sie sich von den Strapazen des Alltags. Schon eine halbe Stunde nach dem Einschlafen beginnt dieser Prozess. Der Körper schüttet nun vermehrt das Wachstumshormon aus, das den Zellaufbau ankurbelt. Außerdem wird während der Nacht Melatonin produziert, das die freien Radikale neutralisiert. Auch das Nebennierenhormon Cortison wird über Nacht aktiviert und lässt leichte Entzündungen wie z.B. Rötungen abklingen. Wer zu wenig Schlaf bekommt, unterbricht diese Regeneration und altert deshalb schneller. Im Durchschnitt brauchen wir sieben Stunden. Wer regelmäßig zu wenig Schlaf bekommt, stört die körperliche Erholung in der Nacht und seinen Hormonhaushalt. Die Folgen von Schlafmangel sieht jeder am nächsten Morgen im Gesicht. Jede Mutter kennt das Problem, wenn das Baby sie nachts aus dem Schlaf gerissen hat. Auch Schichtarbeiter leiden unter den negativen Folgen, wenn der natürliche Wach-Schlaf-Rhythmus gestört wird.

3. Verwöhnkuren

Wann immer ich Zeit habe, gönne ich mir eine Verwöhnkur. Eine klassische Ganzkörper- oder Rückenmassage wirkt nach stressreichen Tagen Wunder. Alle Muskeln und die Gesichtszüge entspannen sich augenblicklich. Die Massage kurbelt außerdem die Durchblutung der Haut an. Das sorgt für einen besseren Abfluss der Lymphflüssigkeit, entschlackt und strafft Bindegewebe und Haut.
Gleiches bewirkt die Sauna. Ich liebe es, in die Sauna zu gehen. Saunieren entspannt und wirkt positiv aufs Immunsystem; man entschlackt beim Schwitzen und regt die Durchblutung an. Auch der unliebsamen Orangenhaut kann man so erfolgreich zu Leibe rücken. Wer zu geplatzten Äderchen neigt, sollte auf die sanftere Variante, das Dampfbad, ausweichen.

4. Bewegung und Entspannung

Was nachts im Schlaf passiert, kann tagsüber durch regelmäßige Bewegung verstärkt werden. Sport hält fit und der positive Effekt auf die Gesundheit wirkt gleichzeitig auf die Schönheit. Dabei ist die Dosis entscheidend. Täglich 30 bis 60 Minuten lockeres Laufen und leichtes Muskeltraining wirken besser als ein gelegentliches radikales Training.
Stress ist alles, was zu viel, zu laut, zu schnell, zu extrem für uns ist. Während positiver Stress stimuliert, beeinträchtigt negativer Stress Körper, Geist und Seele. Der Körper schüttet unter Anspannung ver-

stärkt die Stresshormone Cortisol und Adrenalin aus. Puls und Blutdruck steigen, die Atmung wird flacher und schneller. Der Körper identifiziert Stress als Gefahr; deshalb erhöht er die Reaktionsfähigkeit des Gehirns und mobilisiert die Kraftreserven. Wenn der Stress dann vorbei ist, leidet der Körper an einem regelrechten Stresskater. Das ist der Schönheit nicht zuträglich. Auf Dauer führt die übermäßige Ausschüttung von Stresshormonen zu Verspannungen, Kopfschmerzen, einem geschwächten Immunsystem, Schlafstörungen, Antriebslosigkeit und Herz-Kreislauf-Beschwerden.

5. Kampf den freien Radikalen

Die gefährlichen freien Radikale werden durch verschiedene Faktoren wie Sonneneinstrahlung, Nikotin und ungesunde Lebensmittel aktiviert.
Sie sind ständig auf der Suche nach anderen chemischen Stoffen, mit denen sie Verbindungen eingehen können. Dabei attackieren sie die Kollagenfasern, die Zellmembranen und die Lipidschicht der Haut. Sie verändern das Erbgut in den Zellkernen, sodass die Qualität der neu gebildeten Hautzellen nachlässt. Der Körper schützt sich gegen die Aggressoren mit so genannten Antioxidanzien. Doch bereits ab 20 nehmen die natürlichen Abwehrmechanismen langsam ab, die Haut kann sich selbst nicht mehr ausreichend verteidigen. Die beste Strategie: Immer ausreichend Schutzstoffe wie die Vitamine C und E, Carotinoide, Selen und Zink durch eine abwechslungsreiche Ernährung aufnehmen und die Haut auch äußerlich durch Pflegecremes mit Antioxidanzien schützen.

6. Sonne – aber nur in Maßen!

Luft und Liebe sind zweifellos mit die wirkungsvollste Beautykur. Die Liebe lässt uns genauso strahlen wie frische Luft. Ein Spaziergang in der Natur versorgt die Haut mit allem, was sie braucht. Nur vor der Sonne muss man sich in Acht nehmen. Sonnenlicht mobilisiert nicht nur die gefährlichen freien Radikale im Körper, es kann der Haut

auch von außen schaden. Aber deshalb müssen Sie die Sonne nicht völlig meiden.
Wie bei vielen Dingen, ist auch der Umgang mit der Sonne eine Frage der Dosis. Ohne Sonnenlicht gäbe es kein Leben auf der Erde. Viele für den Körper lebenswichtige Vorgänge und Funktionen werden durch das Sonnenlicht aktiviert, wie beispielsweise Vitamine zur Steuerung des Hormonhaushalts und des Immunsystems. Das Sonnenlicht beeinflusst jedoch auch die Hautalterung. Die Haut registriert jeden Sonnenbrand. Doch auch wenn es keine sichtbaren Spuren hinterlässt, verändert intensives Sonnenbaden auf Dauer

Sonne satt – das ist gerade in den langen Wintermonaten für viele der Inbegriff von Urlaub und Wohlbefinden.

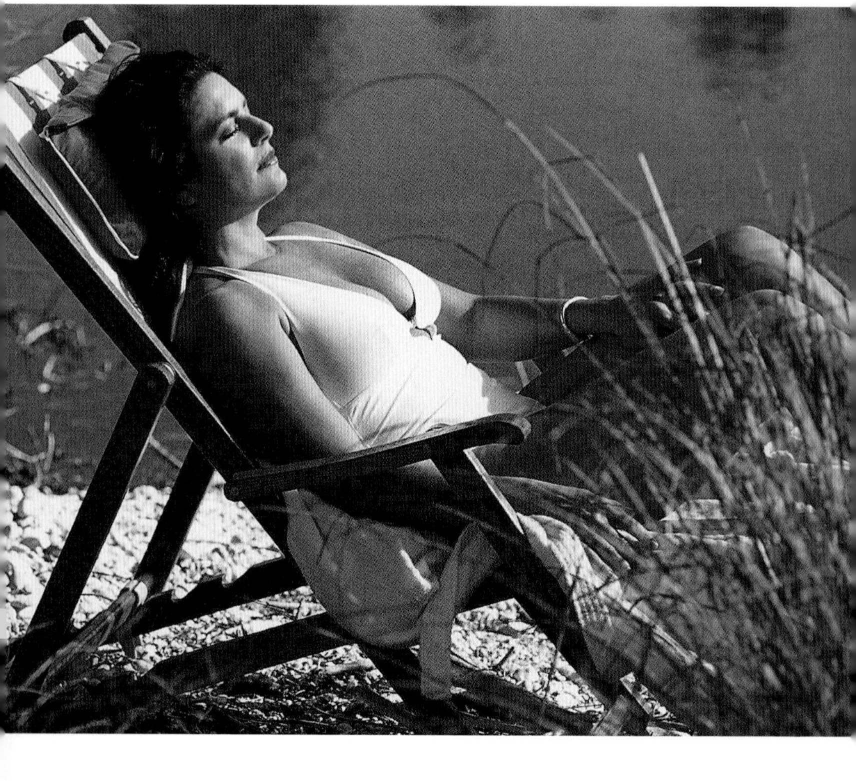

die Haut. Die Strahlen der Sonne dringen tief ins Bindegewebe ein und schädigen dort die Kollagen- und Elastinfasern. Im schlimmsten Fall können sie die Zellen verändern und damit das Krebsrisiko erhöhen. Die menschliche Haut schützt sich mit zwei Mechanismen vor dem Sonnenlicht: der Lichtschwiele und der Bräunung. Die oberste Hautschicht wird dicker, wenn die Sonne auf sie einwirkt; die Pigmentzellen darunter können einen Schutzschild gegen das Sonnenlicht bilden, indem sie Melanin produzieren, das für die Bräunung der Haut verantwortlich ist. Menschen, die von Natur aus eine dunklere Haut haben, besitzen mehr Melanin und sind daher weniger lichtempfindlich. Menschen mit heller, empfindlicher Haut müssen deshalb Sonnencremes mit hohem Lichtschutzfaktor verwenden, mehr im Schatten als in der Sonne verweilen und vor allem die intensive Mittagssonne meiden.

MEIN TIPP: Sie müssen nicht auf eine attraktive Sonnenbräune verzichten, wenn Sie sich an folgende Grundregeln halten. Gewöhnen Sie sich zu Beginn der Saison langsam an die Sonne, meiden Sie die Mittagshitze und cremen Sie sich mit einer Sonnenmilch mit ausreichend hohem Lichtschutzfaktor ein.

7. Nikotinverbot

Nikotin ist nach der Sonne der Hauptfeind für die Haut. Raucher sehen immer älter aus, weil sich die Falten im Gesicht fünfmal so stark ausbilden als bei Nichtrauchern. Es gibt Fotostudien von eineiigen Zwillingen, die das eindeutig belegen. Der rauchende Zwilling sah bis zu zehn Jahre älter aus als sein nichtrauchendes Geschwister. Bei Rauchern bilden sich vermehrt die freien Radikale, die zur Hautalterung beitragen. Außerdem fördern die Substanzen im Zigarettenrauch einerseits den Abbau von Bindegewebe, anderseits die Ablagerung von Schadstoffen im Bindegewebe: Die Gesichtshaut wird unbeweglicher, die Poren erweitern sich und das Hautbild wird insgesamt unschön.

8. Promillegrenze

Menschen, die regelmäßig einen über den Durst trinken, sind die Folgen ins Gesicht geschrieben: Die Haut ist rot, die Adern erweitert. Übermäßiger Alkoholkonsum greift die Zellen an, fördert ihren Abbau und wirkt sich als Gift auf den ganzen Organismus aus. Ein Gläschen in Ehren – vor allem Rotwein – schadet hingegen nicht.

Heute unterscheidet man bei der Hautalterung das »Zeitaltern« und »Umweltaltern«. Der Begriff »Zeitaltern« beschreibt die normalen Alterungsvorgänge der Haut. Durch ständige Gesichtsbewegungen entstehen die Mimikfalten wie Lachfältchen, Stirnfalten und Krähenfüße. Wie schnell jedoch die Haut altert, hängt von den äußeren Einflüssen ab. Das nennt man Umweltaltern und dagegen können Sie etwas tun.

9. Beautygarant Wasser

Auch wenn Sie Sonne, Alkohol, Nikotin und Crash-Diäten meiden, hinterlässt das Leben seine Spuren. Mit den Jahren verliert die Haut an Elastizität, weil sie immer weniger Kollagen- und Elastinfasern produziert. Dies schwächt das Bindegewebe und die Haut erschlafft. Es bilden sich Falten, die Schwerkraft zieht Stirn, Augenlider, Wangen und Kinn nach unten. Das Geheimnis, die Schönheit der Jugend zu verlängern, besteht darin, sie nicht zu verkürzen. Die richtige Pflege hilft dabei. Weil die Haut ab dem 30. Lebensjahr anfängt auszutrocknen, entsteht ein höherer Fett- und Feuchtigkeitsbedarf. Deshalb müssen Sie die Wasserdepots der Haut ständig wieder auffüllen. Trinken Sie 2 bis 2,5 Liter Flüssigkeit pro Tag, dann stimmt die Balance. Die meisten Menschen trinken jedoch zu wenig oder das Falsche. Und das kann man sehen: Das Bindegewebe speichert unter der Haut Wasser. Wer zu wenig trinkt oder durch eine Crash-Diät stark entwässert, spürt das schnell daran, dass seine Haut austrocknet und faltig wird.

Kaffee, Tee und Colagetränke eignen sich nicht zur Deckung des Flüssigkeitsbedarfs. Denn das Koffein regt die Nieren dazu an, Wasser auszuscheiden. Optimal sind Mineralwasser, Kräutertees und verdünnte Fruchtsäfte.

Einen Teil der benötigten Flüssigkeit nehmen wir über die Nahrung auf; die verbleibenden 2 Liter sollte man trinken. Die besten Durstlöscher sind Mineralwasser, Kräutertee und Saftschorle.

10. Cremekur

Mineralwasser führt der Haut von innen Feuchtigkeit zu. Von außen wirken Cremes mit hohem Fettgehalt und Feuchtigkeitsmasken wahre Wunder. Je trockener Ihre Haut im Laufe der Jahre wird, desto mehr Pflege braucht sie. Eine Tagescreme schützt Ihre Haut vor Austrocknung und Schadstoffen und versorgt sie mit Feuchtigkeit und Fett. Ein Lichtschutzfaktor verhindert Sonnenschäden. Eine Nachtcreme unterstützt die Erholung und Regeneration der Haut und sollte Fett, Nährstoffe und Feuchtigkeit enthalten. Spezielle Augencremes pflegen diese empfindliche Hautpartie mit besonders viel Feuchtigkeit.

MEIN TIPP: Beziehen Sie bei der Gesichtspflege immer auch die Halspartie mit ein. Diese empfindliche Region wird oft vernachlässigt und zeigt bei fehlender Pflege schnell Trockenheitsfältchen.

Mein SOS-Programm für gestresste Haut

Gerade bei Dreharbeiten kommt der Schlaf oft zu kurz. Es ist keine Seltenheit, dass ich um sechs Uhr aufstehen muss und nicht vor Mitternacht zum Schlafen komme. Dazwischen liegen lange Fahrten an den jeweiligen Drehort, Maske, Kostüm, Probe und Dreh. Am Abend geht es zurück ins Hotel. Dann muss ich noch den Text für den nächsten Drehtag durcharbeiten. Manchmal zeigt die Haut dann, dass es ihr reicht. Aber für eine Schonzeit besteht keine Chance. Wenn dann am Morgen die Haut schlapp macht, hilft mein Notprogramm, um das Schlimmste zu verhindern.

Das 7-Punkte-Programm für gestresste Haut

1. **Wechselduschen:** Die Mischung aus kühlem und warmem (nicht heißem) Wasser bringt den Kreislauf auf Touren.
2. **Gesichtsmassage:** Leichtes Klopfen mit den Fingern kurbelt die Durchblutung an.
3. **Kühlmaske:** Eine feuchtigkeitspendende und kühlende Maske versorgt die Haut mit wichtigen Nährstoffen und füllt die Wasserdepots wieder auf.
4. **Augencreme:** Sie polstert die zarte Haut um die Augen auf und bügelt Fältchen glatt.
5. **Schminken:** Ein perfektes Make-up zaubert Farbe ins Gesicht.
6. **Koffeinkick:** Eine Tasse Kaffee am Morgen verengt leicht die Gefäße und hebt den Blutdruck auf Idealniveau.
7. **Powerfrühstück:** Müsli, frische Früchte und Vollkornbrötchen versorgen den Körper mit Vitaminen und Nährstoffen, ohne den Organismus zu belasten.

Im Kampf mit den Elementen

Die Haut nimmt auch die unterschiedlichen Wettereinflüsse wahr. Die Hochs und Tiefs des Wetters wirken nicht immer positiv auf unsere Haut. Rüsten Sie sie deshalb gegen Wind, Regen, Hitze und Kälte. Wind fegt den Feuchtigkeitsfilm von der Haut, trocknet sie aus und macht sie anfälliger. Schützende Cremes wärmen und behüten die zarte Haut im Gesicht. Regen bringt zwar Feuchtigkeit mit sich, doch in der Stadt ist er meist mit Staub, Blei, Ruß, Quecksilber und anderen Schönheitskillern belastet. Tagescremes mit eingebauten Filtern halten die Partikel ab. Schwüle Feuchte tut der Haut zwar gut, lässt aber den Teint unschön glänzen. Eine mattierende, ölfreie Feuchtigkeitscreme versorgt die Haut und nimmt ihr den Glanz. Sommerhochs sorgen für ein Wüstenklima auf der Haut. Bei solchen Trockenzeiten braucht die Haut fetthaltige Cremes mit intensiver Pflege. Gleiches gilt für kalte Tage.

▷ **Eine ausgiebige Wechseldusche – vielleicht mit einem aromatischen Duschgel – bringt Sie schnell wieder auf Touren.**

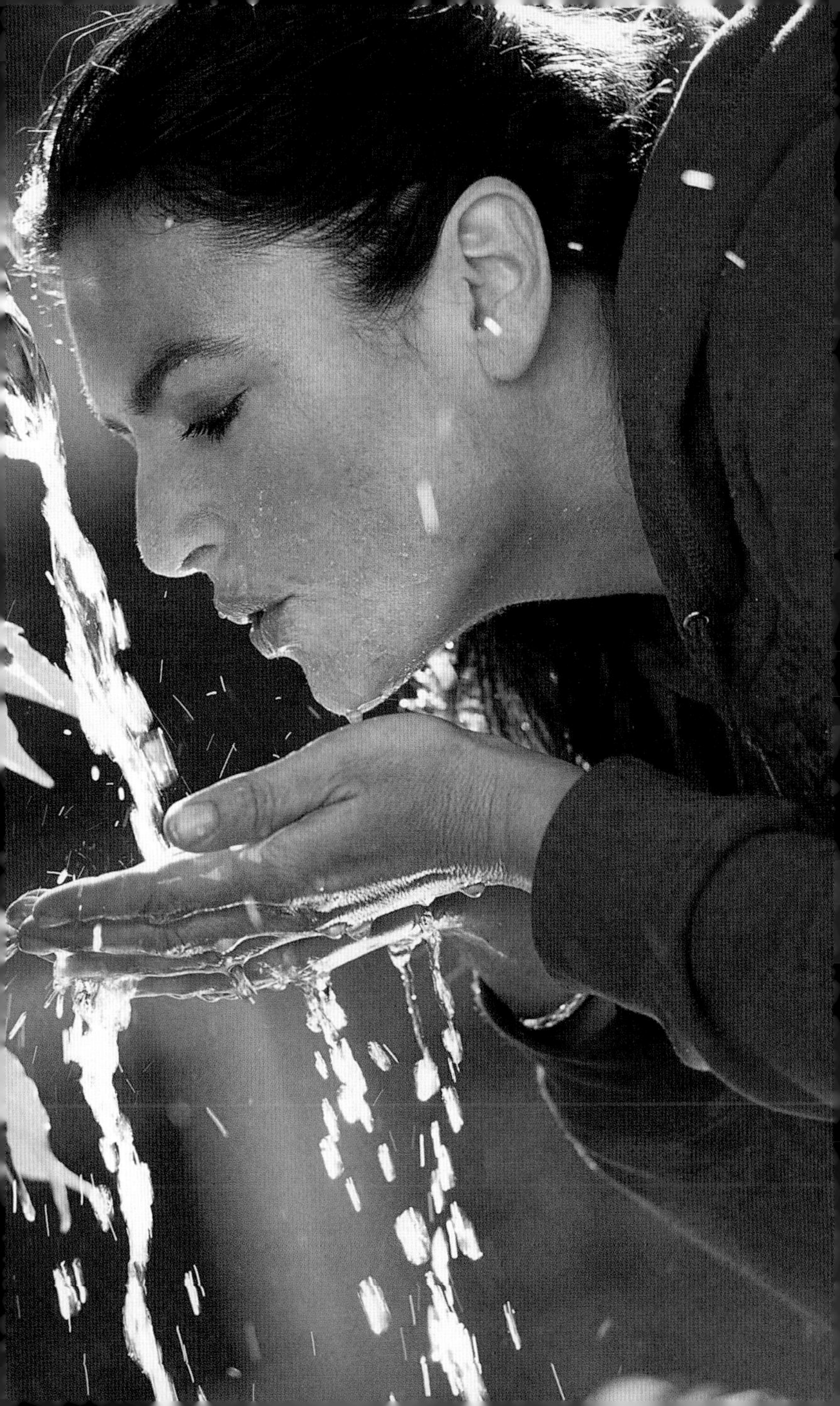

Strahlend weiße Zähne

Genauso wie die Haut sind Zähne ein natürliches Schönheitsmerkmal, das bei guter Pflege lange schön bleibt. Je früher man sich um seine Zähne kümmert, desto besser. Ein strahlendes Lachen, das gepflegte Zähne zeigt, ebenmäßig aneinander gereiht und leuchtend weiß, kann zum perfekten Blickfang werden. Leider haben die wenigsten Menschen von Natur aus ein schönes Gebiss. Ich selbst habe einen unübersehbar schiefen Zahn. Früher war ich oft versucht, diesen gesunden Zahn durch eine Krone korrigieren zu lassen. Zum Glück habe ich es nicht getan. Inzwischen kann ich diesen vermeintlichen kleinen Makel akzeptieren. Dieser Zahn gehört zu mir und es stört sich offensichtlich niemand daran. Wer aber viele unschöne Zähne im Mund hat, sollte über eine Korrektur nachdenken.

Dreimal täglich Zähne putzen gehört zur perfekten Mundhygiene.

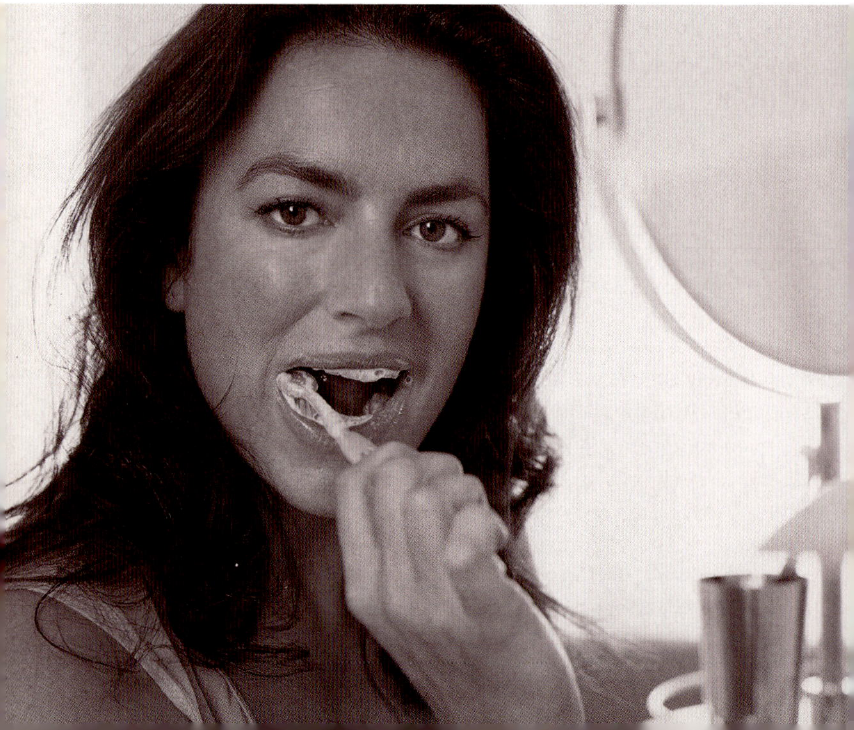

Ein hässliches Gebiss mit krummen, verfärbten Zähnen und Lücken wirkt abstoßend.
Heute muss man sich mit unschönen Zähnen nicht mehr abfinden. Es gibt viele Eingriffe, die ein Hollywood-Strahlen möglich machen. Selbst ein Topstar wie Tom Cruise hat sich nicht gescheut, als Erwachsener noch einmal eine Spange zu tragen, um die Zahnstellung zu korrigieren. Menschen lachen nur herzlich, wenn sie ihre Zähne als schön empfinden. Schönheitskorrekturen bringen aber nur etwas, wenn man die Zähne auch pflegt. Deshalb sollten Sie für Ihre Schönheit nicht nur die Pflege von Haut und Haaren, sondern auch eine gute Zahnhygiene zur Routine machen. Dazu gehören regelmäßiges Zähneputzen mit der richtigen Technik und der Einsatz von Munddusche und Zahnseide.
Viele Menschen zeigen keine Zähne, weil sie gelblich oder verfärbt sind. Mit dem kosmetischen Bleaching lassen sich selbst dunkle Zähne aufhellen. Es kann zuhause oder beim Zahnarzt durchgeführt werden. Kleine, krumme Zähne können mit Verblendtechnik oder Keramikkronen in Form gebracht werden. Ich kann nur raten, bei unschönen Zähnen den Zahnarzt zu konsultieren und nach Korrekturmöglichkeiten zu fragen.

Hormone steuern das Altern

Neben den freien Radikalen gilt der Abbau der körpereigenen Hormone als großer Übeltäter bei der Hautalterung. Das Wort Hormon leitet sich aus dem Griechischen ab und bedeutet Antrieb. Hormone sind chemische Substanzen, die in verschiedenen Drüsen des Körpers produziert werden und für die Stoffwechselvorgänge verantwortlich sind. Über den Blutkreislauf werden diese Botenstoffe in alle Organe verteilt und erfüllen dort viele wichtige Aufgaben. Früher glaubte man, dass der Hormonspiegel sinkt, weil wir altern. Aber auch der Umkehrschluss ist richtig: Wir altern unter anderem deswegen, weil der Hormonspiegel fällt. Das Gleichgewicht zwischen Hormonen, Mineral- und Vitaminhaushalt wird dadurch empfindlich gestört. Dies begünstigt die Zellalterung und damit insgesamt das Fortschreiten des Alterungsprozesses.

Forever young mit künstlichen Hormonen?

Ab Mitte 30 sinkt der Hormonspiegel. Für alles gibt es Pillen, auch für die ewige Jugend und Schönheit. Die Einnahme von Hormonen in Pillenform soll den Jungbrunnen wieder zum Sprudeln bringen. Ganz oben auf der Beliebtheitsskala steht das Anti-Aging-Hormon Dehydroepiandrosteron, besser bekannt unter seiner Abkürzung DHEA. Es besteht aus den Sexualhormonen Testosteron und Östrogen. Das »Jungbrunnenhormon« wird in der Nebenniere von Mann und Frau gebildet. Ab dem 40. Lebensjahr geht die Produktion deutlich zurück. Die körpereigene Substanz unterstützt die Verbrennung von Körperfett, schützt die Arterien vor Verkalkung und blockt die schädlichen freien Radikale. Es soll die Psyche entspannen, die Stresstoleranz erhöhen und das Immunsystem stimulieren. Wer DHEA nimmt, sollte regelmäßig den Gehalt im Blut überprüfen lassen. Ein Zuviel davon kann nämlich hässliche Hautunreinheiten bewirken.

Anti-Aging-Hormone wie DHEA oder HGH sind Medikamente, deren Einsatz sorgfältig überlegt sein sollte. Lassen Sie sich von einem Arzt beraten, welches Präparat für Sie infrage kommt.

Auch dem Wachstumshormon HGH (Human Growth Hormon) werden wahre Wunderkräfte nachgesagt. Es soll angeblich die biologische Uhr um bis zu zehn Jahre zurückdrehen, die Haut straffen, die Knochendichte erhöhen und das Körperfett wegschmelzen. Es repariert Gewebe, erneuert die Zellen und hilft bei der Bekämpfung von Infektionen und Krankheiten. Das Wachstumshormon vergrößert die Herzmuskelmasse, was die Herzleistung verbessert, steigert den Antrieb und macht munter. Beim Dinner Cancelling wird übrigens genau dieses Hormon mobilisiert, ohne dass man künstliche Hormone zu sich nehmen muss.
Melatonin, Vielfliegern als Mittel gegen Jetlag bekannt, soll ebenfalls die Kraft der Jugend im Schlaf zurückbringen. Es handelt sich um ein natürliches Hormon, das die biologische Uhr des Menschen reguliert. Von der Zirbeldrüse produziert, wird es in bestimmten In-

tervallen in geringen Mengen ins Blut abgegeben. So informiert es den gesamten Körper über den Tagesrhythmus. Melatonin soll die Regeneration des Körpers fördern und schlank, stark, fit und jung machen, wie die Anti-Aging-Gurus versprechen. Wissenschaftler und Mediziner zweifeln nicht nur daran, sondern warnen auch vor dem unüberlegten Einsatz von Hormonen. Es fehlen nicht nur Belege für die Wirksamkeit, sondern auch Langzeitstudien. Das Feld der Hormonersatz-Therapie ist ja noch blutjung. Die Wirkung ist nicht wirklich bekannt, genauso wenig wie die Nebenwirkungen und Langzeitfolgen.

Natürliche Hormontherapie

Solange es keine Langzeituntersuchungen über die Hormonersatz-Therapie gibt, setze ich lieber auf eine ungefährliche Variante: die Phytohormone. Das sind aus Pflanzen stammenden Stoffe, die im menschlichen Organismus hormonähnliche Effekte auslösen. Phytoöstrogene sind also keine Östrogene, sondern haben lediglich eine den Östrogenen ähnliche chemische Struktur. Soja und Leinsamen sind besonders reich an diesen Phytoöstrogenen wie Isoflavonen, Lignanen und Coumestanen. Die Wirkung zeigt sich in den Wechseljahren, in denen es zu großen Hormonschwankungen kommt. Nur etwa fünf Prozent der Asiatinnen klagen über Beschwerden im Vergleich zu 85 Prozent der Westeuropäerinnen. Fachleute machen die unterschiedliche Ernährung dafür verantwortlich: In Asien stehen traditionsgemäß viele Sojaprodukte auf dem Speiseplan.

Schönheit aus dem OP

Wer auf sein Aussehen und seinen Körper achtet, muss nicht zwangsläufig übermäßig eitel sein. Ein gepflegtes Äußeres ist eine Liebeserklärung an das Leben. Die Natur hat mir einen Körper geschenkt, den ich als kostbares Gut behandeln muss. Die Schönheit des Lebens zu achten, sollte für jeden eine Selbstverständlichkeit sein. Schönheit bedeutet aber nicht Jugend um jeden Preis. Wer mit sich und seinem Alter nicht im Reinen ist, kann so viele teure Cremes verwenden, wie er will. Wahre Schönheit kommt nur von innen. Das Älterwerden hat wunderschöne Seiten, die jeder für sich entdecken muss. Natürlich hat es aber auch Begleiterscheinungen, die keiner besonders spannend findet. Hängende Lider oder ein schlaffer Hals sind sicher keine Schönheitsmerkmale; bei richtiger Pflege lassen sich diese Zeichen der Zeit jedoch verzögern.

Eine wichtige Rolle bei der Alterung spielen die Gene. Wer von Natur aus Schlupflider hat, wird natürlich irgendwann unter hängenden Augenlidern leiden. Sie bewirken nicht nur einen müden Gesichtsausdruck, sondern schränken auch die Sicht ein. Die ästhetische Chirurgie hat inzwischen viele moderne Verfahren, mit denen sich einige Zeichen des Alters gut beheben lassen. Ich halte es für absolut legitim, beispielsweise solche Hängelider durch eine Lidkorrektur beseitigen zu lassen.

Bei schönheitschirurgischen Korrekturen muss jeder für sich selbst entscheiden, welche Makel er beheben lassen möchte und welche nicht. Je weniger deutlich der Eingriff zu sehen ist, desto besser. Doch leider erkennt man fast immer, wenn die Lippen aufgespritzt wurden oder der Busen vergrößert ist. Für mich wirkt das sehr unnatürlich. Wer versucht, mit 50 wie eine 20-Jährige auszusehen, macht sich lächerlich. Besonders schockierend finde ich aber, dass sich immer mehr junge Mädchen für die Schönheit unters Messer legen.Von diesem Schönheitswahn und der Idee, auszusehen wie irgendein Popstar, halte ich gar nichts. Außerdem werden bei solchen frühen Eingriffen auch Grenzen überschritten. Junge Mädchen, die sich den Busen vergrößern lassen, sollten immer bedenken, dass die Implantate alle zehn bis fünfzehn Jahre ausgetauscht werden müssen. Das kann im Lauf eines Lebens vier bis fünf Operationen bedeuten. Ich verstehe auch bis heute nicht, wie man Lippen schön finden kann, die wie ein Fahrradschlauch aufgespritzt sind. Mich stoßen diese aufgeblasenen Münder ab. Natürlich

Um für einen Abend mit einem sinnlichen Schmollmund zu glänzen, müssen Sie sich nicht gleich die Lippen unterspritzen lassen. So genannte Lippen-Push-ups verleihen dem Mund schon kurz nach dem Auftragen deutlich mehr Volumen.

sind volle Lippen schön. Aber das kann wohl nur die Natur perfekt gestalten. Und wer mit sich selbst nicht in Einklang ist, wird auch mit aufgespritzten Lippen keine selbstbewusste Schönheit werden.

Muskeln gelähmt, Falten verschwunden?

Ein bisschen Botox in die Stirn und unter die Krähenfüße und schon sind die Falten weg. Klingt verlockend. In der Spritze steckt Botolinum Toxin, ein tödlich wirkendes Gift, das als Biowaffe und eines der potentesten Naturgifte der Welt gilt und seit einigen Jahren, stark verdünnt und gereinigt, als Mittel gegen Falten eingesetzt wird. Durch die Injektionen mit Botox verschwinden Denk- und Lachfältchen, die Gesichtszüge entspannen und glätten sich vorübergehend. Etwa sechs Monate lang kann man weder die Stirn runzeln noch richtig blinzeln, und beim Lachen bewegt sich nur der Mund. Der Vorteil von Botox gegenüber chirurgischen Eingriffen liegt auf der Hand: keine OP, keine Narkose, keine Narben, keine Auszeit und billiger als eine OP. Das Risiko: An der falschen Stelle oder in zu hoher Dosis gespritzt, können hängende Augenlider und schlaffe Brauen die Folge sein.
Ich habe schon einige Frauen gesehen, bei denen eine Botox-Behandlung eine sehr gute Wirkung hatte. Wenn der Arzt die Spritze richtig setzt und die Dosis passt, kann Botox die Zeichen des Alterns wirklich mildern. Unter Schauspielern ist Botox jedoch nicht sehr verbreitet, weil es die Mimik im Gesicht beeinträchtigt. Im ungünstigsten Fall wirkt ein so behandeltes Gesicht wie eine Maske – Gift für Schauspieler.

Die Silhouette korrigieren

Auch das Fettabsaugen ist groß in Mode. Warum sich mit Diäten quälen, wenn man innerhalb von drei Stunden schlank sein kann? Es gibt zwar mittlerweile sehr schonende Methoden, mit denen man bis zu vier Liter Fett absaugen kann. Aber das Absaugen macht aus einem dicken Menschen noch lange keinen dünnen.

Die Kontur kann allerdings wirklich verbessert werden. Oberschenkel werden deutlich schmaler, ein Bauch flacher, Oberarme dünner.

Noch vor Facelifts und Brustkorrekturen ist das Fettabsaugen der schönheitschirurgische Eingriff, der am häufigsten durchgeführt wird. Dank moderner Operationsmethoden sind die Risiken heute vergleichsweise gering. Informieren Sie sich jedoch gründlich, bevor Sie sich unters Messer legen, und vertrauen Sie sich nur einem seriösen und erfahrenen Arzt an.

Besonders geeignet ist das Fettabsaugen für Frauen und auch Männer, bei denen die Fettdepots an ganz bestimmten Stellen sitzen. Solche Reiterhosen oder Fettdepots am Unterbauch wird man kaum durch Diät oder Sport los.

In solchen Fällen, bei denen das Fett punktuell abgesaugt wird, halte ich einen Eingriff für absolut vertretbar.

Endlich wieder hübsche Beine

Besenreiser und Krampfadern sind nicht nur der Schönheit abträglich; wenn sie unbehandelt bleiben, können sie zu gesundheitlichen Schäden führen. Aus der Schönheitschirurgie stammt eine Methode, die nun auch bei der Entfernung von Krampfadern eingesetzt wird – mit großem medizinischem und kosmetischem Erfolg. Tumeszenz heißt das Verfahren, das der amerikanische Schönheitschirurg J. A. Klein Ende der 1980er-Jahre für die Fettabsaugung entwickelt hat. Dabei unterspritzt der Arzt das Gewebe mit einer Lösung aus Kochsalz, lokalen Betäubungsmitteln und gefäßverengenden Substanzen. Der Vorteil: Durch die Tumeszenz lassen sich die Gewebeschichten leicht voneinander lösen.

Schöne und gesunde Füße

Wenn das Frühjahr näher rückt, bereitet vielen Frauen der Blick auf ihre Füße großen Kummer: Hühneraugen, Hammerzehen und Überbeine kommen ans Tageslicht. Dazu kommen die Schmerzen. Auf das Tragen von offenen Riemchenschuhen und Pumps müssen deshalb viele Frauen verzichten. Denn gerade bei Schuhen scheint das Motto zu gelten: Wer schön sein will, muss leiden. Die aktuelle

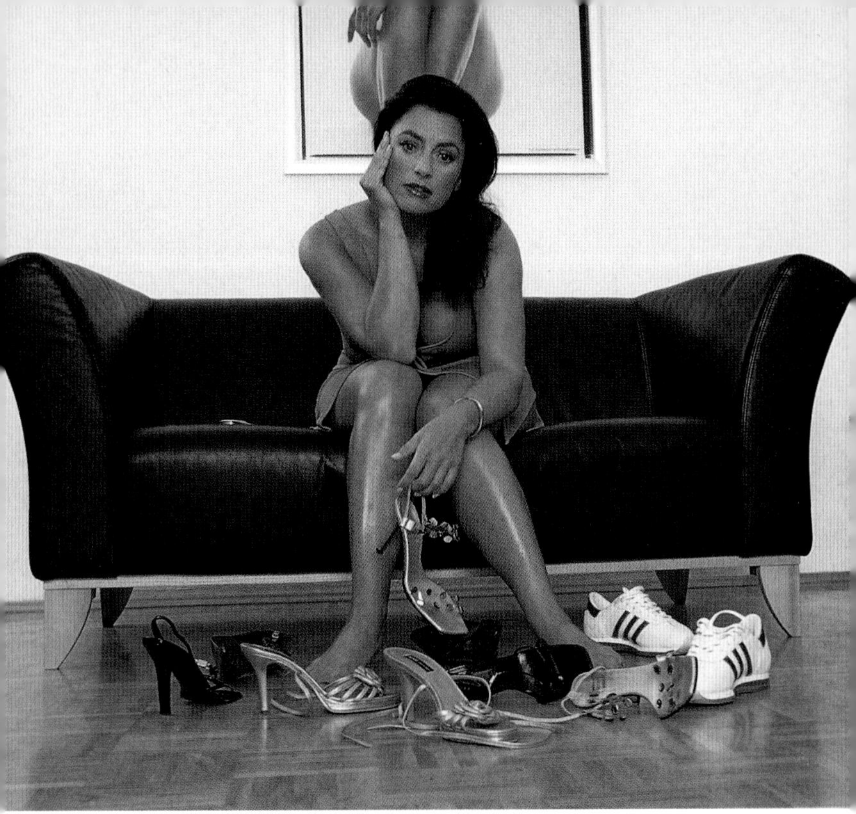

Wechseln Sie öfter die Schuhe und Absatzhöhen – das entlastet die Wirbelsäule und die Beinvenen.

Schuhmode macht jedoch nur auf den ersten Blick schöne Beine. Hohe Absätze und spitze Formen können Schmerzen und Fußprobleme zur Folge haben. Etwa 85 Prozent der Frauen über 40 leiden unter Fußdeformationen wie Überbeinen und Hammerzehen. Und sie leiden dreifach darunter: Jeder Schritt schmerzt, schöne Schuhe passen nicht mehr und die Füße sehen hässlich aus. Häufig ist es der auffällig verschobene Großzeh, der durch seine Ballenform über die Riemchen des offenen Schuhs unansehnlich herausragt. Inzwischen gibt es aber Operationsmethoden, die Fußprobleme beheben und gleichzeitig die Füße auch optisch von den Verunstaltungen befreien können.

Meine Vollweib-Beauty-Tipps

Es ist wunderbar, eine Frau zu sein. Sich schön zu machen, die weiblichen Attribute als Blickfang einzusetzen, seine femininen Eigenheiten auszuleben – all das gehört für mich zum Frau sein dazu. Lassen Sie sich von meinen Schönheits-Tipps von Kopf bis Fuß inspirieren.

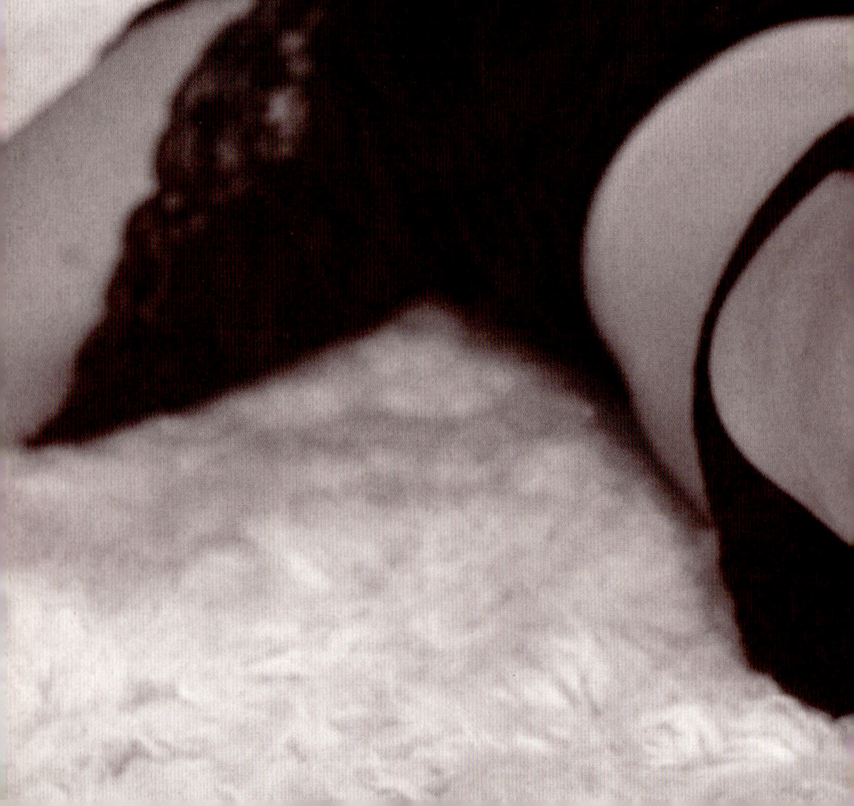

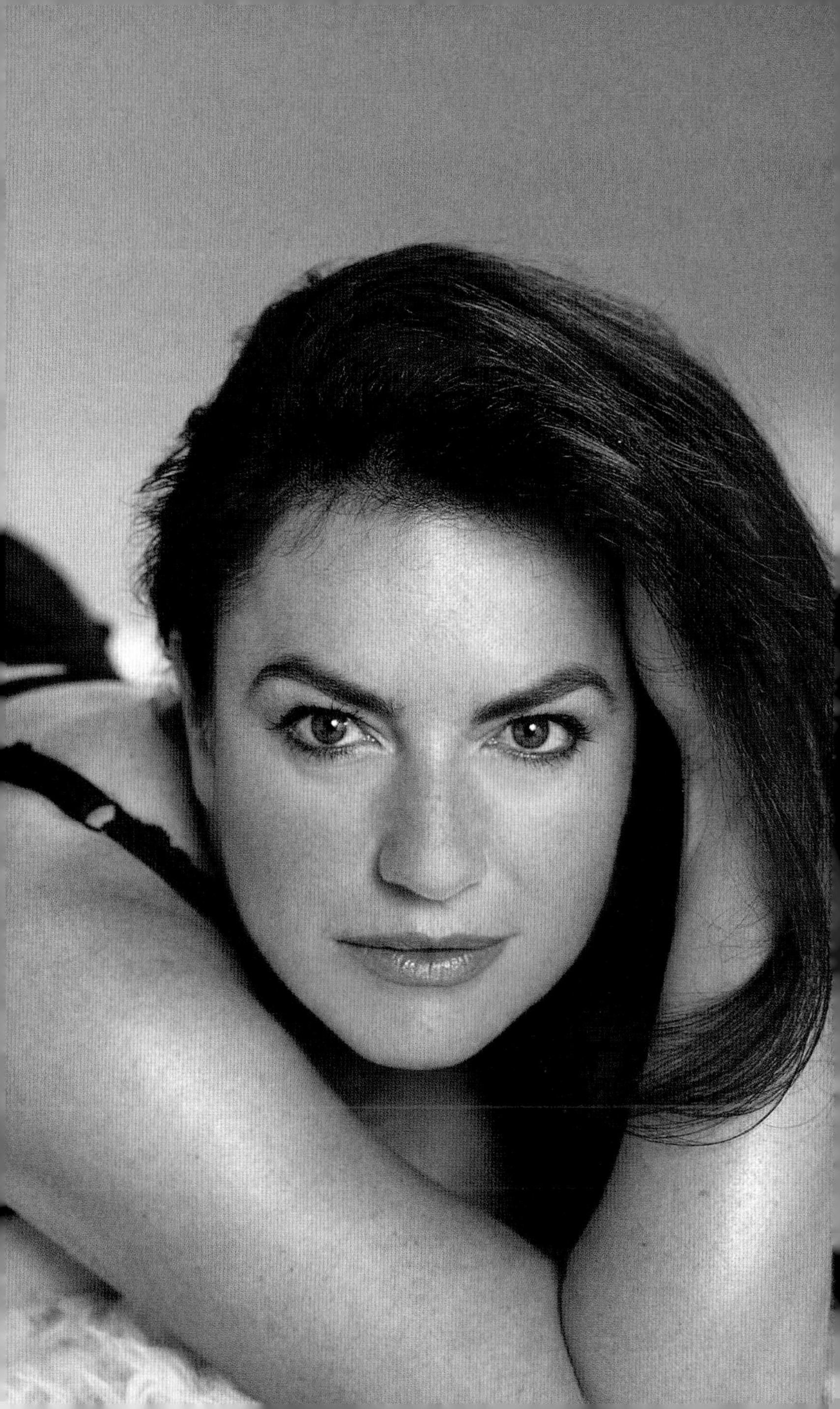

Das Bad – mein privater Wellness-Tempel

Auch wenn ich daheim kein luxuriöses Spa habe, kann ich hier trotzdem viel für meine Schönheit tun. Nur in der Badewanne zu liegen, die Augen zu schließen und die Gedanken fließen zu lassen, wirkt als Therapie. Verwöhnen steht im Vordergrund. Mein Badezimmer wird zum Kokon, meine Badewanne zum Jungbrunnen. Mit dem Baden verschwinden Stress und Spannungen, negative Gefühle lösen sich auf, Körper, Geist und Seele atmen durch. Abzuschalten bedeutet auch, einmal nur an sich selbst zu denken. Den Schwebezustand verstärke ich zuhause mit einigen Accessoires, damit ich mich rundherum wohl und relaxt fühle.

Unser Körper besteht zu rund 75 Prozent aus Wasser, davon sind 35 Prozent in der Haut enthalten. Deshalb fühlen wir uns in diesem Element – egal ob in der Badewanne oder im Pool – auch so pudelwohl.

Wannen-Wonnen

Fühlen, sehen, hören und riechen – alle Sinne müssen angesprochen werden, dann wird aus einem einfachen Badezimmer ein Schönheitstempel. Bevor ich ins Bad gehe, drehe ich die Heizung hoch, bis das Badezimmer wohlig warm ist. Auf dem Boden breite ich flauschige Vorleger aus. Wärme ist ein wesentliches Element für die Entspannung. Auch kuschelweiche Handtücher sind unverzichtbar. Blumen im Bad – zum Beispiel Rosenköpfe in Wasserschalen – sind ein absolutes Muss. Wie in einem Profi-Spa dämpfe ich das Licht. Im Kerzenschein entspannt man tiefer. Duftende Potpourris und Duftkerzen verströmen den Geruch von Sommerblüten. Und unentbehrlich ist sanfte Musik.

Eintauchen und abschalten

Je nach Stimmung gebe ich einen anderen Zusatz ins Badewasser. Die Haut nimmt die Pflegesubstanzen auf, der feine Duft steigt in die Nase. Dabei entspanne ich augenblicklich. Maximal 37 Grad und nicht länger als 20 Minuten sind optimal. Wenn das Wasser Körpertemperatur hat, stimuliert es uns perfekt. Wer zu heiß und zu lange badet, erreicht genau das Gegenteil. Der Kreislauf wird überanstrengt, die Haut trocknet aus.

Wirkstoffpower aus dem Meer

Pflegesubstanzen aus dem Meer helfen beim Entschlacken. Meersalz oder Algenextrakte stecken voller Mineralien und Vitamine. Sie fördern die Durchblutung, regen den Stoffwechsel an, aktivieren den Reinigungsprozess des Körpers und festigen das Gewebe. Ein Algenbad mit Sprudeleffekt löst Verspannungen. Und Meersalz heilt Hautprobleme und fördert den Abtransport von Schlacken.

Beautytreatments mit Meereswirksstoffen wie Algen und Meersalz haben eine lange Tradition und sind auch als Thalasso-Therapie bekannt. Diesen Namen (hergeleitet vom griechischen thlassa = Meer) prägte der französische Arzt De la Bonnardière bereits Ende des 19. Jahrhunderts.

Vor allem bei Stress reagiert meine Haut sensibel. Sie wird trocken und schuppig und juckt. Dann nehme ich ein Bad mit Salz aus dem Toten Meer. Die darin enthaltenen Mineralstoffe verbessern die Feuchtigkeitsaufnahme der obersten Hautschicht. Vor allem das Magnesium beruhigt die Haut. Für ein Vollbad benötigen Sie etwa 500 Gramm.

Badezusätze aus dem Kräutergarten

Kräuter- und Fruchtextrakte regen den Lymphfluss an und helfen so gegen Cellulite. Kräuterbäder haben eine lange Tradition. In vielen alten Kulturen wurden die Bäder angewandt, damit die heilenden Substanzen negative Energien vertreiben. Oft wirken sie antibakteriell und antiseptisch. Heute gibt es die Kräuter fürs Bad in kleinen Teebeuteln. Sie regen den Hautstoffwechsel an, Fette und Schlacken werden über die Lymphbahnen verstärkt abtransportiert. Melisse, Arnika, Fenchel, Pfefferminze und Rosmarin haben eine stimulierende Wirkung. Unruhe und Nervosität lassen sich durch ein Bad

▷▷ **Eintauchen und Abschalten – nach einem stressigen Tag gibt es nichts Schöneres als ein ausgiebiges Bad.**

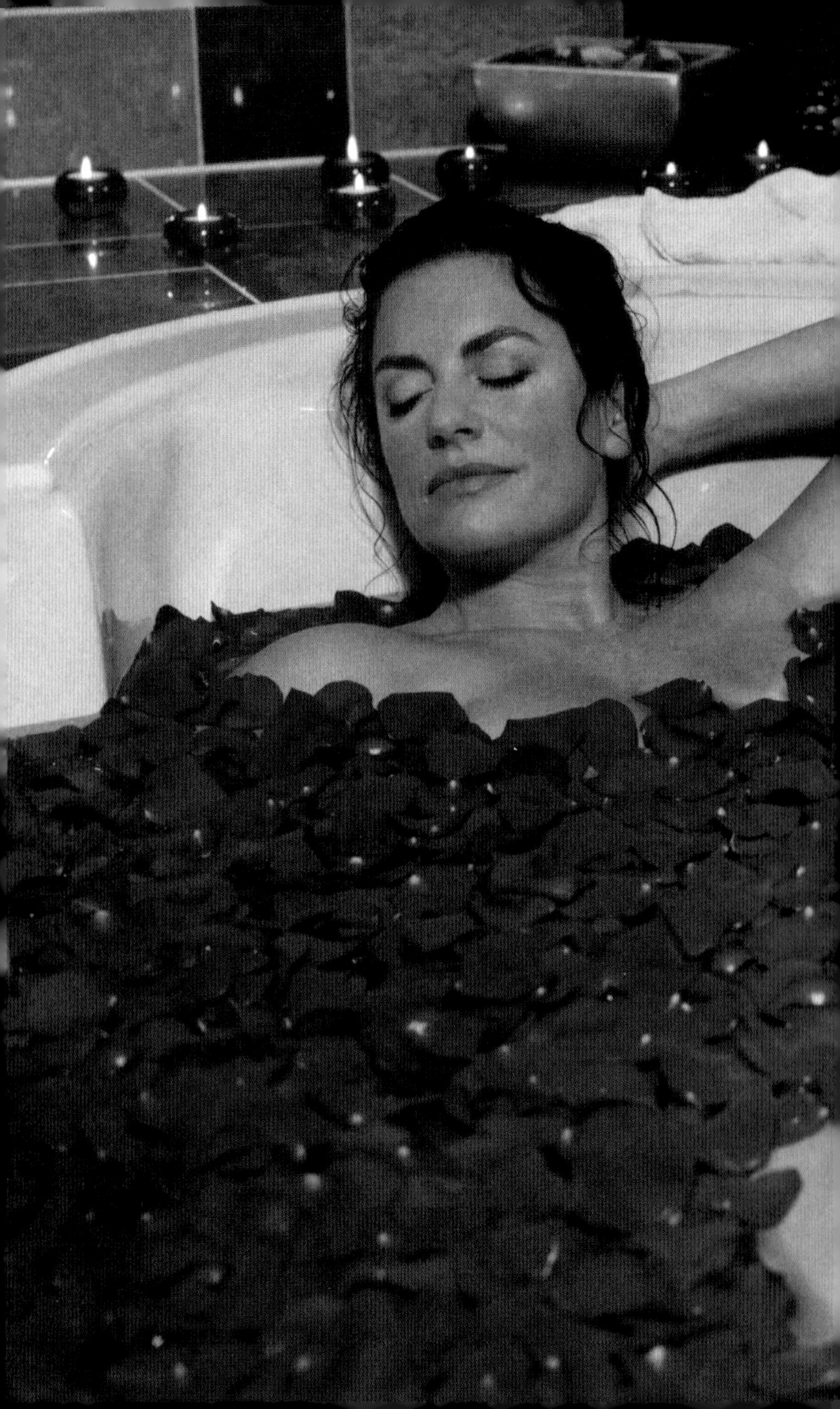

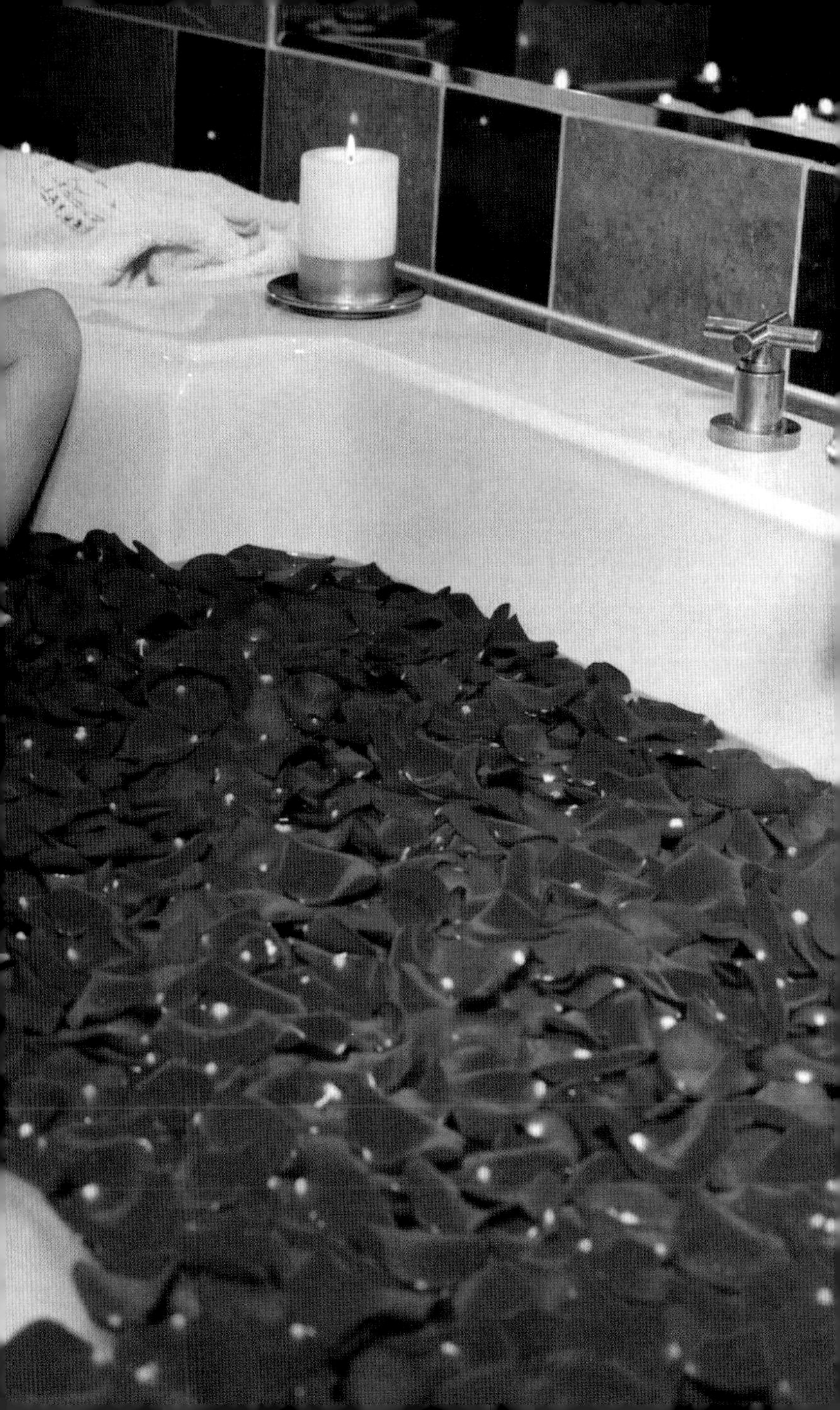

mit Baldrian, Fichtennadeln, Hopfen, Lindenblüten, Melisse oder Zitrone vertreiben. Bei gestresster Haut hilft ein Kamillen- oder Eichenrindenbad, gegen Erkältung Eukalyptus oder Thymian.

Öle, Milch und Honig

Ein Ölbad hingegen verwöhnt trockene und empfindliche Haut. Die rückfettenden Substanzen legen sich wie ein Schutzfilm über die spröde Haut. Die einfachste Variante: Geben Sie ¼ Liter kalt gepresstes Olivenöl in das warme Wasser. Streicheln Sie die pflegenden Wirkstoffe einfach in die Haut, indem Sie den Körper immer wieder mit dem Öl-Wasser abreiben.

Ein Cremebad verwandelt das Wasser in ein milchiges Nass; danach fühlt sich die Haut wie Samt an. Das macht das Eincremen danach überflüssig. Um die Benefits eines Schönheitsbades zu vergrößern, nutze ich auch die Aromatherapie. Geben Sie ein paar Tropfen eines aromatischen Öls ins Wasser, sodass der Duft seine positive Wirkung entfalten kann. Beim Einatmen werden die Duftreize durch die Nase bis ins Gehirn weitergeleitet und stimulieren dort die Zentren, in denen unsere Gefühle und Empfindungen sitzen. Als Reaktion schüttet unser Körper Glückshormone aus. Das Stimmungshoch kann quasi eingeatmet werden. Dann streue ich Blütenblätter ins Wasser; sie harmonisieren den Raum.

Oder baden Sie wie Cleopatra. Die ägyptische Schönheit soll für eine samtweiche Haut in Eselsmilch gebadet haben. Die einfachere Version, aber genauso wirkungsvoll: ein Honig-Milch-Bad. Geben Sie einen Liter Vollmilch, eine Tasse Honig und eine Tasse Meersalz in die Badewanne und schäumen Sie die Mischung mit dem Duschstrahl auf. Dann füllen Sie die Wanne mit Wasser. Die Luxusvariante ist ein Buttermilchbad. Statt der Vollmilch nehmen Sie zwei Liter Buttermilch plus einen Schuss Olivenöl.

Sauna, Dampfbad & Co.

Regelmäßige Besuche in der Sauna, dem Dampfbad oder der orientalischen Variante, dem Hammam, kann ich nur wärmstens empfehlen. Nicht nur die Haut wird zarter, besser durchblutet und gestrafft auch Erkältungskrankheiten haben kaum eine Chance, der Kreislauf wird gestärkt und die Seele kann neue Kraft tanken. Wem es in der bis zu 100 Grad heißen Sauna zu warm wird, wählt die mildere Variante mit 50 bis 60 Grad. Die geringere Hitze und die höhere Luftfeuchtigkeit machen sie besser verträglich. Das empfiehlt sich vor allem bei empfindlicher Haut und einem labilen Kreislauf. Eine Alternative ist das Dampfbad. Bei einer Luftfeuchtigkeit von 95 Prozent und 40 bis 50 Grad kommt man am leichtesten ins Schwitzen und entschlackt.

Saunieren stärkt nicht nur das Immunsystem und den Kreislauf, sondern ist auch eine Wohltat für die Psyche: Ähnlich wie beim Joggen werden dabei reichlich Endorphine – die körpereigenen Glückshormone – ausgeschüttet.

Extrapflege fürs Gesicht

Unser modernes Leben fordert viel von unserer Haut. Stress, Hektik, Heizungswärme, Klimaanlagen, Junkfood – all das setzt uns zu. Deswegen müssen wir unserer Gesichtshaut besondere Fürsorge schenken. Während eines Bads führt eine Maske der Haut Feuchtigkeit und Nährstoffe zu. Wichtig ist, dass das Gesicht zuvor perfekt gereinigt ist. Eine Reinigungsmilch entfernt Schmutz und Make-up komplett. Sie ist besser als Seife, deren Substanzen den Säureschutzmantel der Haut angreifen.

Auch ein Peeling, das ich nur hin und wieder anwende, um abgestorbene Hautzellen zu entfernen, muss sanft sein. Grobkörnige Peelings schaden der Haut und lassen rote Äderchen noch stärker erscheinen. Enzympeelings lösen Hornschüppchen auf sanfte, aber gründliche Art. Zuckerpeelings wirken auch ohne Schleifeffekt. Spezielle Zucker umhüllen die abgestorbenen Hautzellen und werden durch Einmassieren in ein nicht fettendes Öl umgewandelt, das die Unreinheiten löst.

Auch zur Reinigung fettiger und unreiner Haut eignet sich Reinigungsmilch oder -gel besser als Seife. Denn Seife beeinträchtigt den Säureschutzmantel der Haut und enthält überdies bestimmte Fette, die zu verstopften Poren und Irritationen führen können.

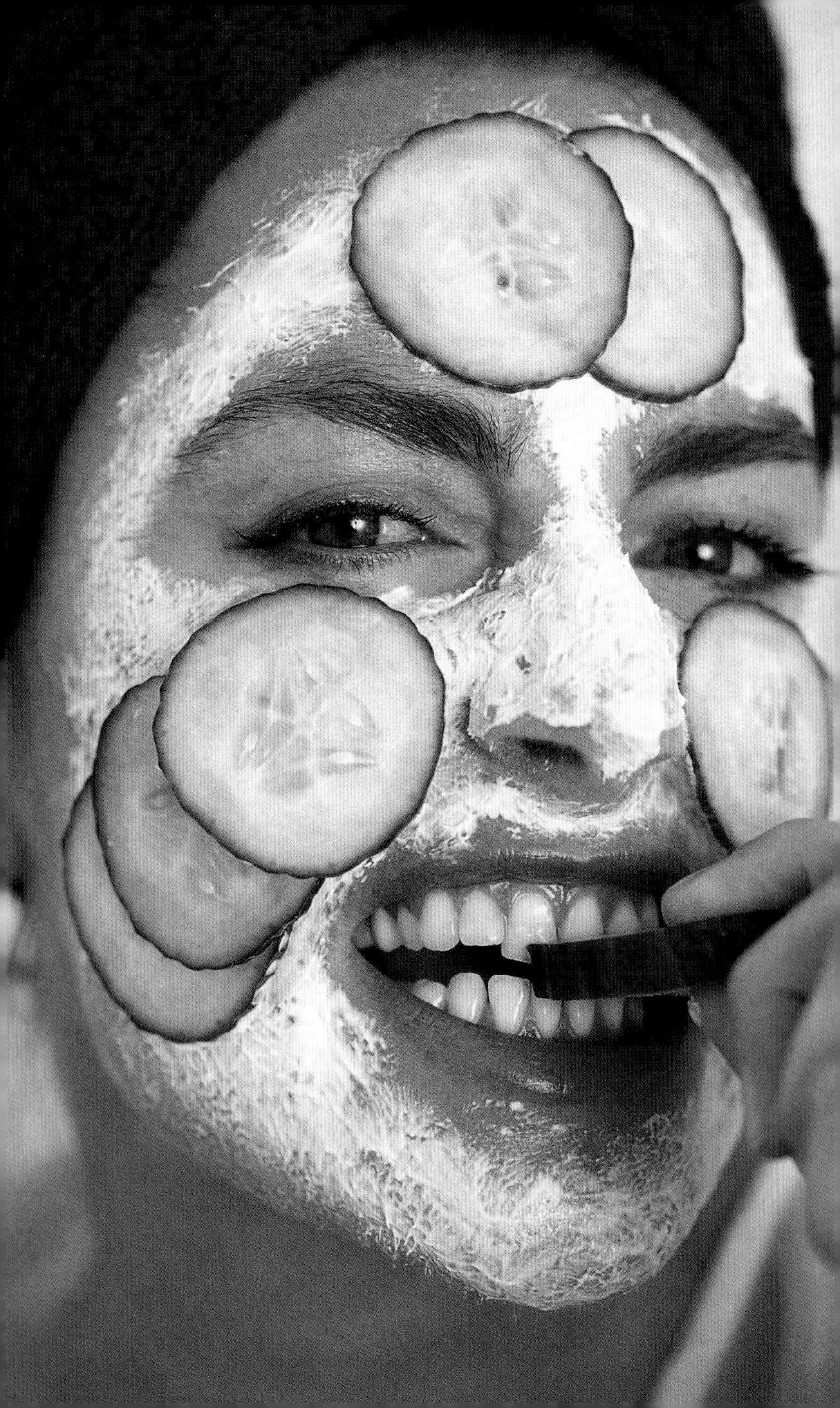

Frühjahrskur für strapazierte Winterhaut

Vor allem nach den Wintermonaten braucht unsere Haut besondere Pflege. Der Wechsel von stechender Kälte und trockener Heizungsluft stört das Gleichgewicht selbst von unempfindlicher Haut. Sie spannt und juckt, schuppt und rötet sich. Ausgetrocknete Haut braucht Fett und viel Feuchtigkeit. Das heißt, Sie müssen mehr cremen, öfter eine Maske auflegen und besser lauwarm als heiß duschen. Der ausgetrockneten Winterhaut fehlt vor allem Fett. Zum Aufpäppeln helfen so genannte Omega-6-Fettsäuren, die z. B. in Nachtkerzenöl enthalten sind.

Abschminken nicht vergessen!

Zu den größten Beauty-Sünden zählt die Angewohnheit, die Gesichtshaut abends vor dem Schlafengehen nicht zu reinigen. Schmutz und Make-up-Reste entfalten über Nacht auf der Haut eine katastrophale Wirkung. Die Schminke verstopft die Poren, das Gesicht wirkt am nächsten Tag fahl und fleckig. Mascara lässt über Nacht die Wimpern brechen, Kajal und Lidschatten entzünden die Augen und lassen sie tränen. Durch das Abschminken bleibt die Haut gesund und frisch. Nur gereinigte Haut kann die Inhaltsstoffe einer Nachtcreme aufnehmen. Gründliches Abschminken gehört zum abendlichen Ritual wie das Zähneputzen. Denn nur so kann sich die Haut über Nacht erholen und am Morgen strahlend und ausgeruht aussehen. Für Eilige gibt es Make-up-Reinigungstücher, die mit einer milden Lotion getränkt sind und mit denen sich die Schminke schnell entfernen lässt.

◁ Masken spenden eine Extraportion Feuchtigkeit und bringen auch müde Gesichtszüge zum Strahlen.

Hightech im Kampf gegen die Hautalterung

Gesichtscremes sind inzwischen eine Wissenschaft für sich. Die Wirkstoffe sollen der Haut Feuchtigkeit zuführen, die Zellen erneuern und Falten verhindern. So sind Alpha-Hydroxydsäuren, kurz AHA-Säuren, natürliche Frucht- und Milchsäuren aus Trauben, Äpfeln, Oliven, Zitronen und Milch. Sie können besonders gut in die Haut eindringen und beschleunigen die Zellerneuerung. Die Haut wirkt frischer und glatter. Im Bindegewebe können sie die Kollagenfasern günstig beeinflussen. Gegen die freien Radikale wirken als Antioxidanzien die Vitamine A (Retinol), C und E sowie Betacarotin. Retinol oxidiert auf der Haut zur Retinolsäure, beschleunigt die Zellerneuerung und reduziert die Faltentiefe. Ähnlich wirken Enzyme. Besonders bekannt geworden ist das hoch wirksame Coenzym Q10. Kollagenhaltige Produkte spenden Feuchtigkeit und festigen das Bindegewebe.

Liposome sind feine Teilchen, die tief in die Hautschichten eindringen und dort die Wirkstoffe wie Kollagen transportieren. Ceramide bilden einen Schutzfilm. Panthenol/Provitamin B_5 ist eine spezielle Form des Vitamins B_5. Es deckt im Alter den erhöhten Bedarf an Lipiden und Feuchtigkeit ab. Diese Cremes gibt es in unendlicher Vielfalt und zu unterschiedlichen Preisen. Eine Untersuchung der Stiftung Warentest hat gezeigt, dass die Wundercremes nicht teuer sein müssen.

Wohltuend: Gesichtsmassagen

Gesichtsmassagen bringen auch müde Gesichtszüge wieder zum Strahlen: Sie bauen Wassereinlagerungen ab, fördern die Durchblutung und festigen und entspannen das Gewebe. Vor dem Spiegel können Sie sich diese Pflege selbst angedeihen lassen. Klopfen Sie zuerst sanft mit den Fingerspitzen auf Ihre Gesichtshaut. Dann streichen Sie sanft mit den Zeigefinger übers Gesicht, von innen nach außen. Massieren Sie zur Entspannung erst die Schläfen, dann die Kopfhaut. Gegen ein drohendes Doppelkinn hilft leichtes Klatschen mit dem Handrücken unter das Kinn. Zum Schluss verziehen Sie das

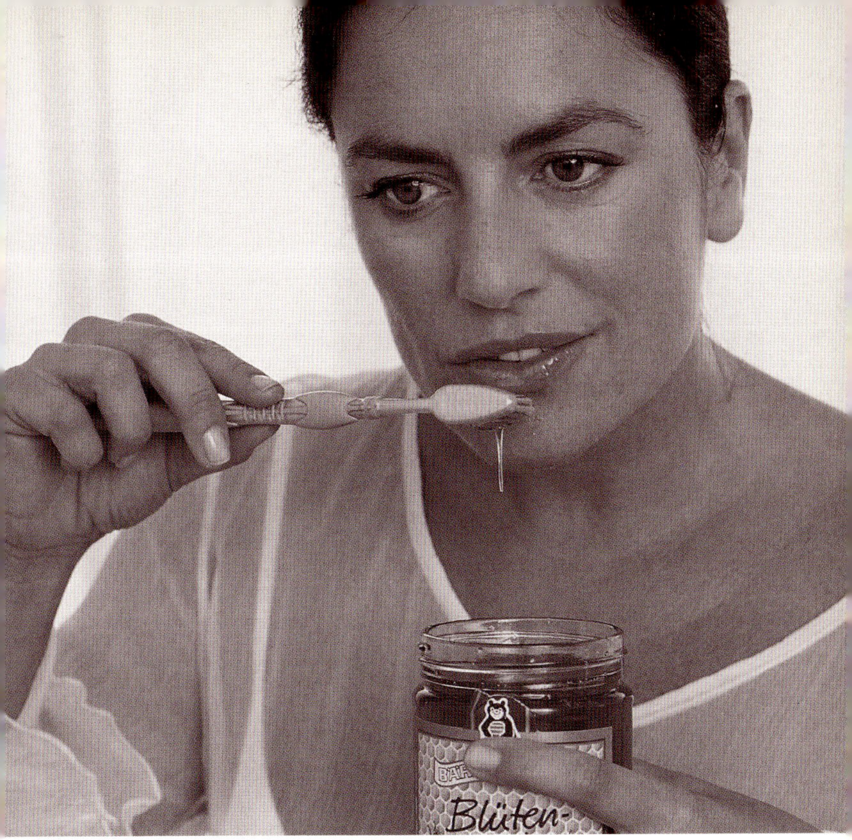

Honig macht spröde Lippen im Handumdrehen wieder geschmeidig.

Gesicht, machen es ganz runzelig und pressen die Lippen zusammen, um im Anschluss Augen und Mund weit aufzureißen.

Erste Hilfe bei Augenschwellungen

Sind die Lider geschwollen, hilft eine leichte Lymphdränage. Dafür streiche ich mit den Fingern von der Nasenwurzel sanft zum Gesichtsrand. Anschließend lege ich ausgedrückte Beutel mit schwarzem Tee auf die Augen. Die darin enthaltene Gerbsäure (Tannin) wirkt abschwellend und beruhigend. Im Gefrierfach liegt außerdem immer eine Kühlmaske für den Notfall griffbereit. Zwei gekühlte

Teelöffel, die Sie mit der gewölbten Seite sanft auf die Augen drücken, wirken ebenfalls gut und schnell.

Honig gegen raue Lippen

Honig ist mein Geheimrezept gegen spröde, rissige Lippen. Ich habe es ausprobiert und sofort für gut befunden. Der Bienensaft enthält Vitamine, Mineral-, Eiweiß- und Feuchthaltestoffe, die in die oberen Schichten der Haut gelangen und sie regenerieren. Außerdem wirkt Honig entzündungshemmend. Für die »Lippenmaske« tunke ich eine Zahnbürste in Honig und bestreiche damit vorsichtig die Lippen.

Sonne auf der Haut

Sie darf kitzeln und wärmen, aber nicht brennen, wenn Sie Sonnenschäden vermeiden wollen. Stundenlanges Braten in der Sonne ist tabu! Verwenden Sie tagsüber eine Gesichtscreme oder ein Make-up mit einem hohen Lichtschutzfaktor und tragen Sie die Sonnencreme schon auf, bevor Sie nach draußen gehen. Der Schutz entfaltet sich erst nach 30 Minuten.

Ein schöner Busen

Anatomisch gesehen, kann kein Busen auf Dauer in Form bleiben – es sei denn, er ist sehr klein. Da sind keine Bänder, die ihn halten, keine Muskeln, die ihn formen. Allein die Haut hält ihn. Verliert sie an Elastizität, ist es vorbei mit der Straffheit. Kalte Güsse bei der morgendlichen Dusche regen die Durchblutung an und straffen das

▷ **Ein paar Übungen täglich genügen, um den Busen in Form zu halten.**

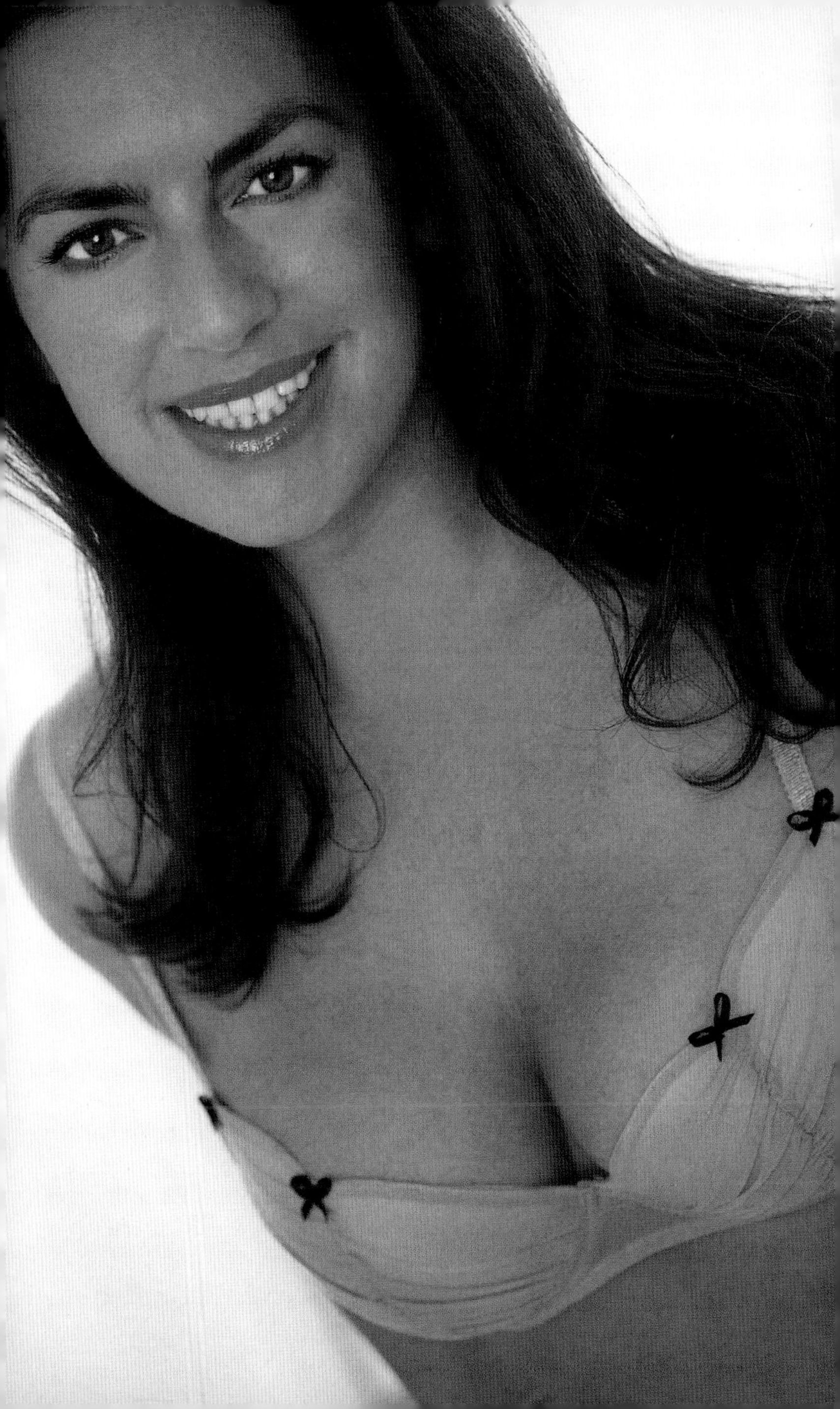

Gewebe. Und durch das Trainieren des Brustmuskels wird der Busen, der auf diesem Muskel sitzt, gehoben und gestrafft. Was außerdem hilft: Lassen Sie nie die Schultern hängen. Sonst zieht die Schwerkraft das Brustgewebe noch mehr nach unten. Grundsätzlich gilt: Mit der richtigen Haltung sieht der Busen grundsätzlich viel hübscher aus! Ein schöner Busen braucht außerdem eine attraktive Hülle. Dessous sind für die Schönheit deshalb unerlässlich. Und Push-up-BHs zaubern bei jeder Frau ein perfektes Dekolletee.

Gesundes und glänzendes Haar

Haare bestehen aus Keratin. Im Durchschnitt haben wir 120 000 bis 200 000 davon. Täglich fallen 40 bis 100 aus, im Schnitt wächst das Haar einen Zentimeter im Monat, im Sommer etwas schneller, im Winter etwas langsamer. Die Lebensdauer eines Haares liegt zwischen drei und sieben Jahren.
Und wir alle träumen von glänzendem, kräftigem und gesundem Haar. Es ist ein Blickfang und unverzichtbar für eine Rundum-Schönheit. Doch waschen, föhnen, aufdrehen, glattziehen, dauerwellen, färben – all das ist nicht gerade eine Verwöhnkur für unser Haar. Pflege und Frisur sind hier entscheidend. Mein Haar wird bei Dreharbeiten extrem strapaziert. Je nach Rolle habe ich glattes oder lockiges Haar, trage es offen oder hochgesteckt. Da bleibt die Sprungkraft schon mal auf der Strecke.

Waschen, schneiden, färben

Der erste Schritt zu schönem Haar ist ein guter Schnitt. Eine ausgewachsene Frisur und fransige Spitzen lassen selbst die schönsten Haaren traurig aussehen. Gehen Sie zum Friseur und lassen Sie sich beraten, welche Frisur Ihren Typ unterstreicht. Die Gesichtsform, die Haarstruktur und der Stylingaufwand sind entscheidend. Meine schulterlangen Haare brauchen zwar mehr Pflege, aber die Frisur be-

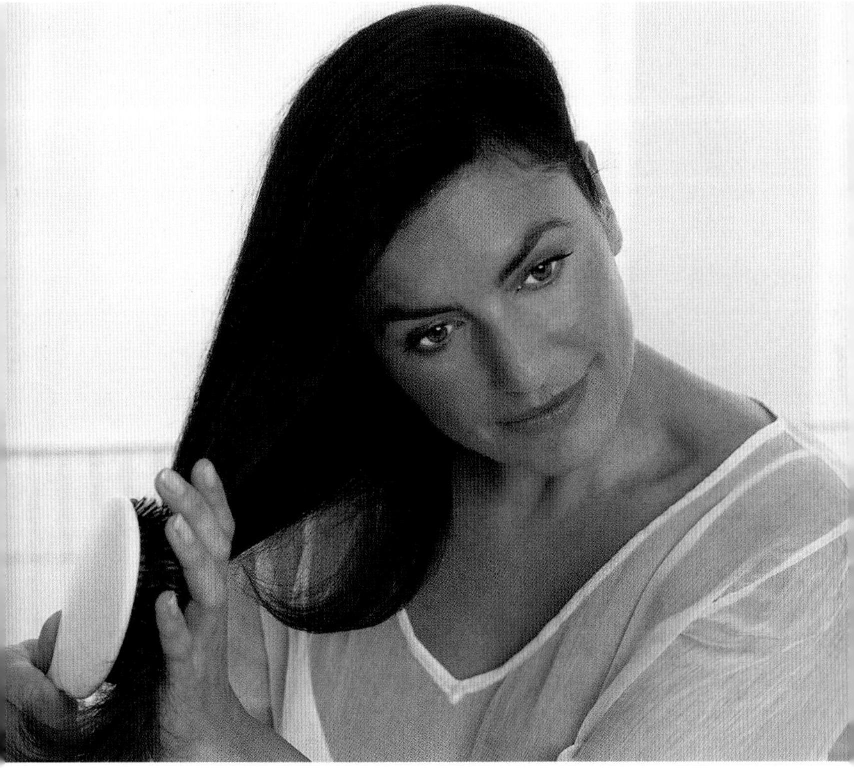

Die berühmten 100 Bürstenstriche täglich sind heute aus der Mode: Zu häufiges Bürsten schadet dem Haar mehr als es nützt.

nötigt dafür kaum Aufwand. Ich lasse sie größtenteils lufttrocknen, und bringe zum Schluss mit dem Föhn etwas mehr Fülle hinein. Kurzhaarfrisuren brauchen weniger Pflege, dafür ist der Aufwand beim Föhnen oft größer.

Da meine Haare bei Drehen ziemlich traktiert werden, gönne ich ihnen in der drehfreien Zeit immer Pause und föhne so wenig wie möglich.

Farbe ist das i-Tüpfelchen für das Haar. Ein Aschblond bekommt durch ein paar Goldreflexe Leuchtkraft, ein mattes Braun wirkt durch

20 Sünden, die das Haar übelnimmt

1. Häufiges Bürsten
2. Billige Kämme und Bürsten
3. Aggressive Shampoos
4. Zu viel Shampoo
5. Dauerwellen
6. Färben
7. Bleichen
8. Zu wenig Pflege
9. Zu viel und die falsche Pflege
10. Trockene Heizungsluft
11. Zu viel Haarspray
12. Zu viel Sonne
13. Toupieren
14. Zu heiß waschen
15. Heiß fönen
16. Heiße Lockenwickler
17. Lockenstab
18. Schlechte Ernährung
19. Mineralstoff- und Vitaminmangel
20. Sorgen und Stress

einen Schuss Rot geheimnisvoll. Strähnchen oder Tönungen zaubern Farbtupfer ins Haar, ohne den Naturton völlig zu verändern. Da meine dunklen Haare schon frühzeitig grau geworden sind, töne ich sie seit Jahren – aber nur mit Naturfarbe. Sie deckt zwar das Grau nicht so gründlich ab und man muss die Tönung öfter wiederholen, aber sie wirkt natürlicher als chemische Farben und gibt dem Haar wunderbaren Glanz.

Wer Locken hat, träumt von glatten Haaren und umgekehrt. Wir wollen immer das, was wir nicht haben. Ich habe Haare mit einer leichten Naturwelle. Wenn ich Locken möchte, arbeite ich mit großen Wicklern und Lockenstab. Sollen die Haare glatt sein, verwende ich ein Glätteisen. Diesen Aufwand betreibe ich aber nur für offizielle Anlässe oder vor dem Ausgehen. Privat lasse ich die Haare am liebsten so, wie sie von Natur aus sind.

Dauerwellen sind eine ambivalente Angelegenheit. Auch wenn sich die verwendeten Substanzen verbessert haben, wird dabei doch die Haarstruktur stark angegriffen. Und wenn dann auch noch Farbe mit ins Spiel kommt, können die Haare auf der Strecke bleiben. Naturlocken können auch entkraust werden; das schadet dem Haar aber noch mehr als eine Dauerwelle. Oft genügen ein guter Schnitt, etwas Festiger und Spray, um dem Haar Schwung zu geben.

Schönes Haar ist gepflegtes Haar

Beim Waschen gilt: Nicht jedes Shampoo tut den Haaren gut und weniger ist mehr. Je milder das Shampoo, desto besser. Massieren Sie es nur kurz ins Haar ein, denn die darin enthaltenen Tenside greifen das Haar an – vor allem wenn man es täglich wäscht. Das Wasser sollte nicht heiß, sondern lauwarm sein. Einmaliges Shampoonieren genügt; eine Pflegespülung erleichtert das Kämmen und bringt Glanz ins Haar. Was strapaziertem Haar wirklich hilft, sind regelmäßige Packungen. Denn trockenes Haar reagiert leicht empfindlich und wird leicht spröde. Ich massiere die Intensivkur entweder eine halbe Stunde vor dem Waschen ins Haar oder trage sie vor dem Schlafen auf und lasse sie über Nacht einwirken. Zum Durchkämmen nach dem Waschen verwende ich einen großen Hornkamm. Bewährt

Olivenöl ist ein Allroundmittel für die Schönheit: Als Speiseöl versorgt es Sie mit wichtigen Fettsäuren, als Haarkur bringt es trockene Strähnen wieder zum Glänzen.

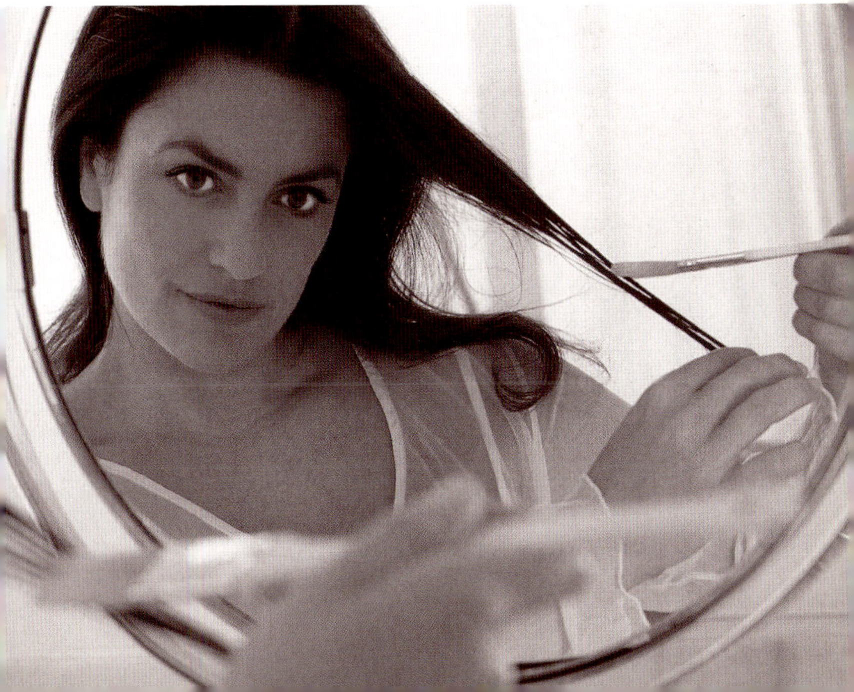

hat sich auch eine Packung mit Olivenöl. Bepinseln Sie Ihr Haar Strähne für Strähne mit Olivenöl, setzen Sie eine Einweg-Duschhaube auf und lassen Sie die Packung einwirken.

Aus weniger mehr machen

Aus kurzen Haaren lange machen – in nur vier Stunden? Extensions heißt das Zauberwort. Ich habe das ausprobiert und bin ein großer Fan der Haarverlängerung. Echthaar-Strähnen werden ins Haar geschweißt, ohne dass man die Verbindung sieht. Damit kann man seine Haarlänge variieren oder auch feines Haar perfekt verdichten. Extensions kosten zwischen 200 und 500 Euro und halten bis zu einem halben Jahr. Je länger die eigenen Haare sind, desto halt- und unsichtbarer sind die Extensions. Und der Effekt ist umwerfend. Echthaar-Perücken wie Tina Turner, Whitney Houston oder Naomi Campbell sie bei ihren Auftritten tragen, sind dagegen fast unbezahlbar. Der Preis liegt bei mehreren tausend Euro. Wer keine Dauerlösung möchte, kann die Frisur auch mit Haarteilen aus Echthaar verändern und aufpeppen.

SOS-Tipps für das Haar

- Gegen den Rauch aus Restaurants und Bars in den Haaren hilft duftendes Körperpuder oder Duftspray, das ins Haar gesprüht und dann über Kopf ausgebürstet wird.
- Schuppen entstehen nicht nur durch eine zu trockene Kopfhaut, sondern auch bei zu viel Haarfett. Hier hilft ein Spezialshampoo gegen Schuppen, das das überschüssige Fett entfernt.
- Durch häufiges und heißes Föhnen geschädigtes Haar sieht stumpf und strohig aus. Ein Stylingspray mit Zitronen- und Brennnessel-Extrakten glättet das poröse Haar wieder.
- Wenn das Haar keinen Halt hat, hilft Waschen mit Babyshampoo; anschließend Schaumfestiger auftragen.
- Bei Haarausfall hilft eine Intensivbehandlung mit einer Ampullenkur, die etwa sechs Wochen lang in die Kopfhaut einmassiert wird.

Glatte Haut von Kopf bis Fuß

Nicht nur die Haare auf dem Kopf müssen in Form gebracht werden. Ich bin kein Fan von Naturwuchs; glatte, haarlose Achseln und Beine sehen attraktiver aus und fühlen sich besser an. Ich bevorzuge das Wachsen. Es tut zwar weh, hält aber am längsten. Wer es vorzieht, die Haare in den Achseln und an den Beinen zu rasieren, muss das täglich tun.

Gepflegt bis in die Fingerspitzen

Ein Facelift mag das wahre Alter verschleiern; ein Blick auf die Hände spricht jedoch Bände. Mehr noch als unser Gesicht strapazieren wir unsere Hände. Sie sind ständig in Aktion und den Elementen ausgesetzt. Wasser, Seife, Kälte, Wärme und die alltäglichen Handgriffe im Beruf und zuhause machen die Hände rissig und die Nägel spröde. Wie Haut und Haare brauchen auch Hände ein gewisses Maß an Fürsorge. Erst mit dem richtigen Beautyprogramm sehen Hände gepflegt aus.

Die perfekte Maniküre

Sehr wirksam ist eine Overnight-Kur. Dafür creme ich meine Hände vor dem Schlafengehen mit einer nährstoffreichen Feuchtigkeitscreme ein und ziehe Baumwollhandschuhe an. Über Nacht entfaltet sich dann die pflegende Wirkung.
Olivenöl hat viele positive Seiten: Es kräftigt auch die Nägel und macht die zarte Haut der Hände samtweich. Erwärmen Sie für ein Handbad 1/4 Tasse Olivenöl und vermischen Sie das Öl mit dem Inhalt einer Vitamin-E-Kapsel. Dieses Vitamin stärkt die Nagelhaut; die Kapseln bekommen Sie in der Apotheke. Massieren das Öl sanft in die Hände ein. Danach lässt sich die Nagelhaut mit einem Rosen-

holzstäbchen leicht zurückschieben. Schneiden Sie diese Nagelhaut niemals weg. Für die tägliche Pflege genügt eine gute Handcreme. Wenn meine Nägel brüchig werden, lege ich eine Vitamin-H-Kur ein. Zum Feilen der Fingernägel verwende ich eine Sandblattfeile. Danach trage ich den Nagellack auf. Ein Klassiker ist die French Manicure. Dabei wird die Nagelspitze weiß lackiert und der Rest des Nagels in einem natürlichen Pastellton betont. Aber ich liebe auch Farbe, je nach Outfit und Stimmung. Von künstlichen Nägeln habe ich Abstand genommen, da meine eigenen dadurch kaputt gingen. Es dauerte Wochen, bis sie sich davon erholt hatten. Schade, die falschen Nägel waren sehr praktisch. Andererseits passen so perfekte Nägel nicht immer zur Rolle. Ich kann ja unmöglich eine Bergbäuerin spielen, die mit Hollywood-Nägeln das Heu einfährt …

MEIN TIPP: Hätten Sie gedacht, dass unsere Hände pro Tag bis zu 20-mal mit Wasser in Berührung kommen? Cremen Sie die Hände am besten nach jedem Waschen ein, damit die Haut geschmeidig bleibt.

Wellness für die Füße

Schöne Füße haben in meinen Augen eine starke erotische Ausstrahlung. Ein nackter Fuß in schicken Sommersandalen mit lackierten Nägeln zieht die Blicke auf sich. Um schön und gepflegt zu bleiben, brauchen die Füße genauso viel Zuwendung wie die Hände. Schließlich legen wir durchschnittlich rund 6000 Schritte pro Tag zurück. Und genauso fühlen sich die Füße auch an, wenn man einen Tag lang auf den Beinen war. Ein kleines Wellnessprogramm bringt sie jedoch schnell wieder auf Trab.

Am Anfang der Verwöhnsession steht ein Fußbad. Es entspannt die Füße nach einem anstrengenden Tag. Tauchen Sie Ihre Füße etwa 10 bis 20 Minuten in warmes Wasser (36 bis 38 Grad). Danach können Sie ein kaltes Fußbad oder einen kalten Knieguss anschließen. Beim Wechselfußbad variieren Sie abwechselnd fünf Minuten warmes Wasser und anschließend zwanzig Sekunden kaltes Wasser. Das Wasser sollte bis zu den Waden reichen. In Apotheken und Droge-

riemärkten gibt es verschiedene Zusätze: Holzasche, Essig, Meersalz bei geschwollenen Füßen und Blasen, Pfefferminze bei strapazierten, heißen Füßen, Kräuter wie Retterspitz, Zinnkraut und Kamille bei wunden Füßen, Heublumen oder Eichenrinde bei Schweißfüßen. Trockene, rissige Füße machen Sie in einem rückfettenden Sojaöl- oder Nachtkerzenölbad wieder geschmeidig.
Wer unter Durchblutungsstörungen leidet, greift am besten auf ein altes Rezept von Pfarrer Kneipp zurück: Bis zur Wade in kaltes Wasser steigen und einige Minuten darin treten. Oder fünf Minuten ein warmes Fußbad mit Kräuterzusätzen aus Fichten- oder Kiefernnadeln, Melisse oder Rosmarin nehmen, dann die Füße zehn bis 20 Sekunden in kaltes Wasser tauchen. Das Ganze zweimal wiederholen und mit dem kalten Bad abschließen. Nach dem Baden oder Du-schen müssen vor allem die Zehenzwischenräume gut abgetrocknet werden, damit keine Feuchtigkeit zurückbleibt.
Und was bei den Händen wirkt, verhilft auch zu hübschen Füßen: eine Overnight-Kur. Tragen Sie vor dem Schlafengehen üppig Fußcreme auf und schlüpfen Sie in Söckchen. Dann kann die Creme über Nacht einwirken; auch Melkfett wirkt hier Wunder.

Zum Relaxen und bei Einschlafproblemen hat sich ein Pflegemittel bewährt, das aus dem indischen Ayurveda stammt: Zwei bis drei Esslöffel Kokos- oder Sesamöl im Wasserbad erwärmen. Das warme Öl mit sanften Knet- und Streichbewegungen in die Füße einmassieren. Den Ölüberschuss mit Papiertüchern abnehmen oder Baumwollsöckchen überziehen und über Nacht einwirken lassen.

Die perfekte Pediküre

Verwöhnen Sie Ihre Füße alle drei Wochen mit einer ausgiebigen Pediküre. Nehmen Sie zuerst ein Fußbad; danach lassen sich die Zehennägel besser schneiden. Verwenden Sie zum Schneiden eine saubere und scharfe Schere oder Nagelzange. Ganz wichtig: Der Nagel darf nicht am Rand abgebrochen werden. Kürzen Sie die Zehennägel vor allem an den Ecken nicht zu stark, damit sie nicht über das Nagelbett hinaus einwachsen. Für die Feinarbeit eignet sich eine Nagelfeile. Schneiden Sie Hornhaut an Ballen und Ferse nicht weg,

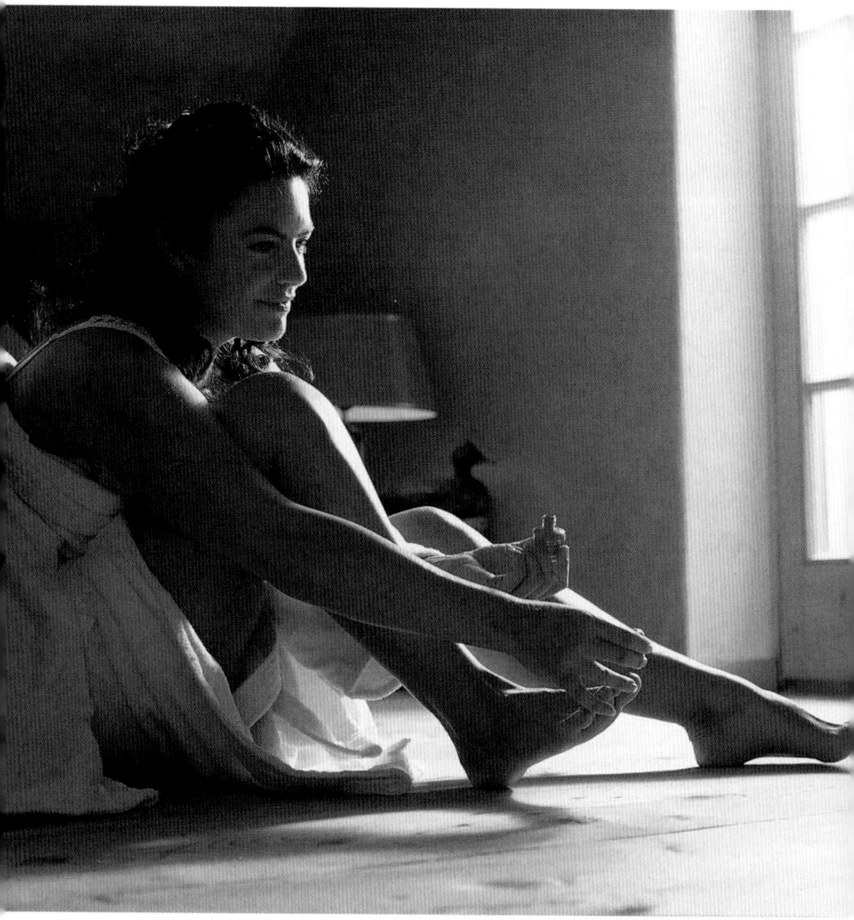

Lackierte Nägel machen die Pediküre perfekt.

sondern rubbeln Sie diese mit einer speziellen Feile oder mit Bimsstein ab. Das Nagelhäutchen schützt den Spalt zwischen Nagelplatte und Nagelfalz. Sie sollten es weder schneiden noch zurückschieben. Für das Lackieren benutze ich Zehenspreizer.

Sanftes Kneten: Fußmassage

Die natürlichste Massage ist immer noch das Barfußlaufen auf einem passenden Untergrund, zum Beispiel auf Gras oder Sand, besonders am Meeresstrand. Nützen Sie jede Gelegenheit dazu. Außerdem können Sie den Füßen durch sanftes Massieren und Kneten etwas Gutes tun. Eine Knetmassage können Sie bei Ihren Füßen selbst durchführen. Die Fußreflexzonen-Massage hingegen ist eine besondere Technik, bei der durch die Behandlung der Füße der gesamte Körper beeinflusst werden soll. Dadurch sollen Organe besser durchblutet und die Selbstheilungskräfte des Körpers unterstützt werden. Aber auch schon eine normale Fußmassage tut gut. Geben Sie dazu etwas Öl in die Hände und massieren Sie mit den Fingern sanft die Füße.

Auch Gymnastik hilft gestressten Füßen schnell wieder auf die Beine: Spreizen Sie die Zehen einzeln weg, spielen Sie mit den Zehen Klavier, wippen Sie mit den Füßen auf und ab oder heben Sie mit den Zehen kleine Gegenstände vom Boden auf.

Mein Schönheitstag zuhause

Ein Wochenende zuhause kann zum perfekten Wellnesstag werden. Wenn keine Termine anstehen und meine Familie mir Zeit lässt, dann klinke ich mich für einen Tag aus dem Alltag aus und genieße einen Schönheitstag mit einem Pflegeprogramm von Kopf bis Fuß.

Traumzeit: Der Tag beginnt mit Ausschlafen. Kein Wecker, kein Termin stört mich. Ich bleibe so lange im Bett liegen, wie ich Lust habe. Ein leichtes Frühstück und ein Latte macchiato gehören aber unbedingt dazu.

Körperkult: Zu meinem Schönheitsprogramm gehört immer Sport. Ich gehe auch bei Wind und Wetter laufen und genieße die frische Luft und die Bewegung. Im Anschluss absolviere ich mein Workout und beende den Sport mit einem Stretchingprogramm.

Ruhezone: Tschüss Alltag, jetzt kann mein Beauty-Tag beginnen. Möglichen Störungen beuge ich vor, indem ich mein Handy aus- und den Anrufbeantworter anschalte.

Badetempel: Mit Duftkerzen, Blumen und ruhiger Musik verwandle ich mein Badezimmer in ein Privat-Spa. Ich lasse das Badewasser einlaufen und verwende einen entspannenden Badezusatz – zum Beispiel Wacholder –, um verspannte Muskeln zu lockern oder Meersalz, um diese zu pflegen.

Haarpflege: Bis das Badewasser eingelaufen ist, gebe ich eine Feuchtigkeitspackung ins Haar. Ich massiere sie ins feuchte Haar und wickle dann ein im heißen Wasser angefeuchtetes Handtuch um den Kopf. So kann die Packung während der nächsten halben Stunde gut im Haar einwirken.

Babyhaut: Bevor ich in die Badewanne steige, reinige ich mein Gesicht, auch mit einem sanften Peeling, damit alle abgestorbenen Hautschüppchen verschwinden. Das macht die Haut zart wie einen Babypopo.

Maskenball: Dann trage ich eine Feuchtigkeit spendende Gesichtsmaske auf. Sie versorgt während des Badens meine Haut mit allem, was sie braucht.

Wasserspiele: Alles ist bereit. Ich dimme das Licht und dann lege ich mich in die Badewanne. Knapp zwanzig Minuten genieße ich das Bad und die ruhige Stimmung in meinem Privat-Spa. Der Stress und die Anspannung des Alltags fallen ab, alle Zellen tanken auf. Diese Minuten der Ruhe koste ich aus.

Waschgang: Nach dem Baden spüle ich mit der Handbrause die Maske vom Gesicht und aus den Haaren. Eine sanfte Haarwäsche

▷ **Es muss ja nicht gleich ein luxuriöser Badetempel sein – meist genügen bereits einige stimmungsvolle Accessoires für den ultimativen Wohlfühleffekt.**

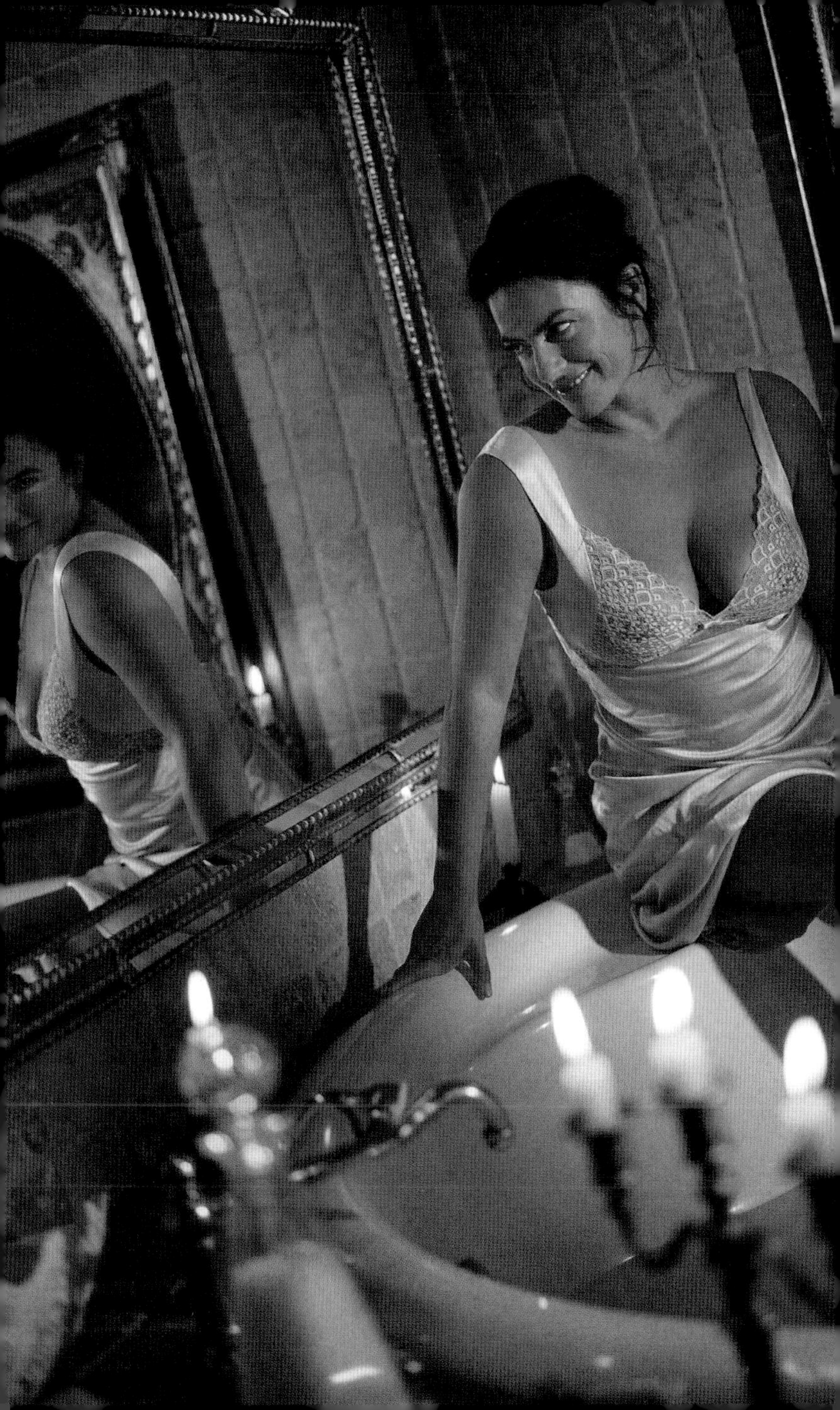

beendet das Ritual. Ich tupfe mich mit einem Badetuch trocken und wickle mich darin ein.

Beinfreiheit: Die Haut ist nun schön weich, der beste Zeitpunkt für die Enthaarung. Nach dem Baden trage ich Wachs auf die Beine auf. Hier trifft das Sprichwort »Wer schön sein will, muss leiden« wirklich zu. Aber der Lohn für die Qual ist samtweiche und glatte Haut für Wochen.

Zupfzwang: Auch das zählt nicht zu meinen Lieblingsbeschäftigungen, gehört aber zum Schönheitsprogramm dazu: das Zupfen der Augenbrauen. Nach dem Baden ist es zum Glück weniger schmerzhaft.

Cremekur: Nach dieser Kurztortur braucht die Haut Feuchtigkeit. Sanft massiere ich die Körperlotion ein. Auf die Haut an den Beinen gebe ich eine kühlende Creme.

Die Wirkstoffe der Ampulle werden von der Haut besonders gut aufgenommen, wenn Sie das Auftragen mit einer kleinen Gesichtsmassage verbinden: Streichen Sie das Fluid sanft in kleinen Kreisen ein und klopfen Sie mit den Fingerspitzen leicht über die Stirn und die Wangen. Zum Schluss massieren Sie kurz die Ohrmuscheln – hier sitzen viele Akupressurpunkte.

Ampullenkur: Gesicht und Dekolletee bekommen eine Sonderbehandlung. Ich trage eine Ampullenkur auf. Hoch konzentrierte Fluide spenden der trockenen Haut Feuchtigkeit. Fältchen und feine Linien verschwinden, die Haut wirkt straffer.

Maniküre: Ich entferne den alten Nagellack, dann feile ich die Nägel in Form. Sobald die Nagelhaut weich ist, schiebe ich sie vorsichtig zurück. Bitte nicht abschneiden, dabei kann das Nagelbett leicht verletzt werden. Zum Abschluss massiere ich eine reichhaltige Nagelcreme ein.

Fußpflege: Gerade im Sommer sind hübsche Füße ein Muss. Auch hier entferne ich den alten Nagellack und feile dann die Nägel in

▷ Meine Devise beim Make-up lautet: Weniger ist mehr. Nur am Abend greife ich tiefer in den Farbtopf.

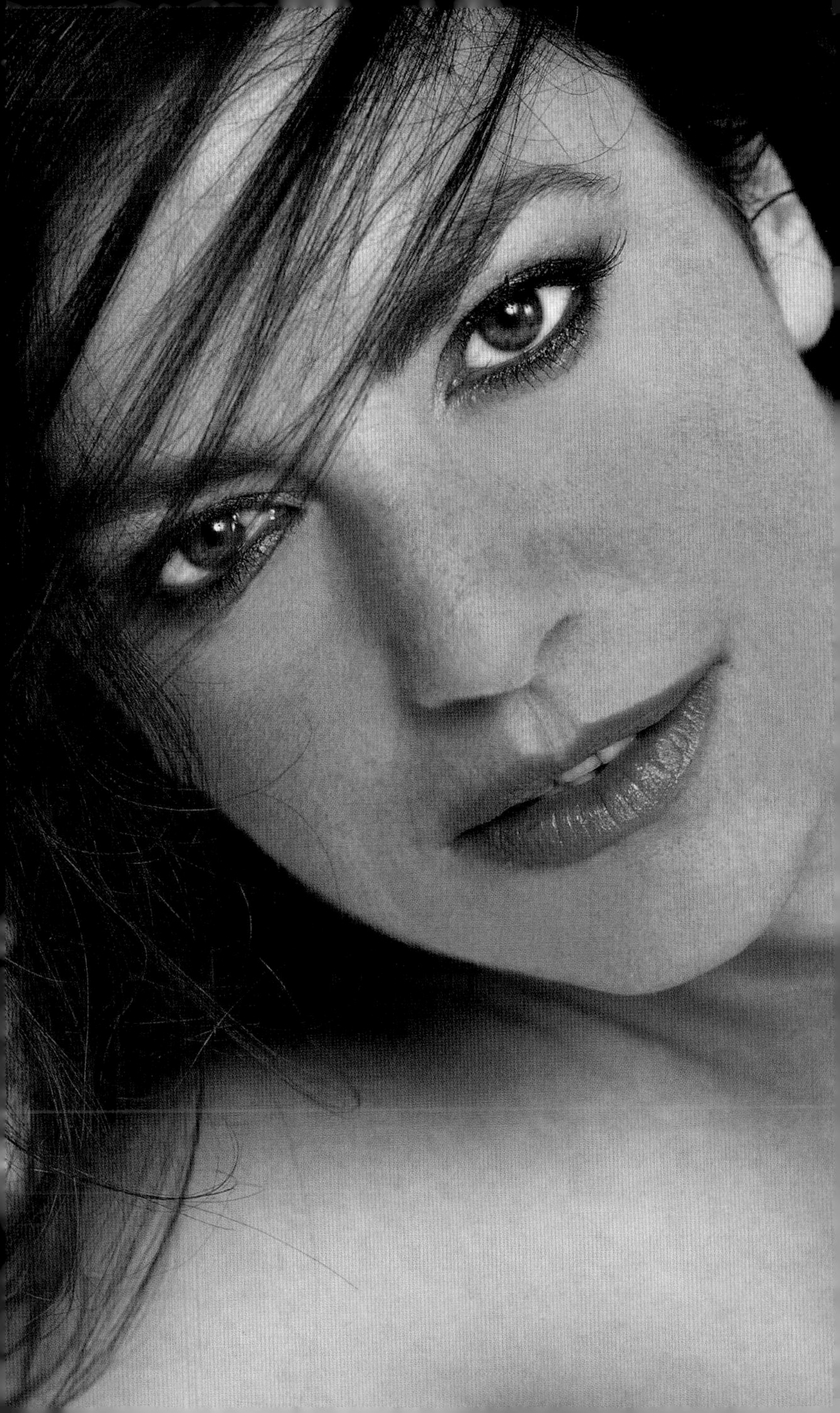

Form. Die Hornhaut auf den Fußsohle rubble ich vorsichtig ab. Dann massiere ich eine Nährcreme in die Füße – die pure Wohltat.

Lackschicht: Sind die Nägel an Händen und Füßen trocken, lackiere ich sie. Für die Füße verwende ich Zehentrenner.

Haarpracht: Inzwischen sind meine Haare an der Luft getrocknet. Zum Abschluss bringe ich sie mit Föhn und Rundbürste in Form. Manchmal drehe ich sie auch auf große Wickler.

Farbtupfer: Am Ende meines Schönheitstages trage ich ein dezentes Make-up auf. Lidschatten, Kajal und Wimperntusche für die Augen, Rouge für die Wangen und ein zartes Rosa auf den Lippen sorgen für einen erholten, frischen Look.

Duftwolke: Und bevor ich mein Homespa verlasse, brauche ich noch ein passendes Parfüm, das meine heitere Stimmung unterstreicht.

Das Gesicht der Schönheit – mein Make-up

Als Schauspielerin komme ich in den Genuss, von Spezialisten geschminkt zu werden. Für Dreharbeiten dauert die Maske über eine Stunde. Dann ist der Teint makellos, die Lippen wirken voll und die Augen strahlen. Oft muss ich mich aber auch selbst schminken, weil ich nicht für alle Eventualitäten auf einen Haar- und Make-up-Stylisten zurückgreifen kann. Mein Make-up-Motto lautet: die Natur nicht überschminken, sondern betonen. Und: Tagsüber bleibt das Make-up dezent, abends darf es von allem etwas mehr sein.

Schritt 1 – die Grundierung

Ein perfektes Make-up beginnt immer mit der Grundierung der Haut. Zuerst sollte die Haut eine schützende Unterlage bekommen.

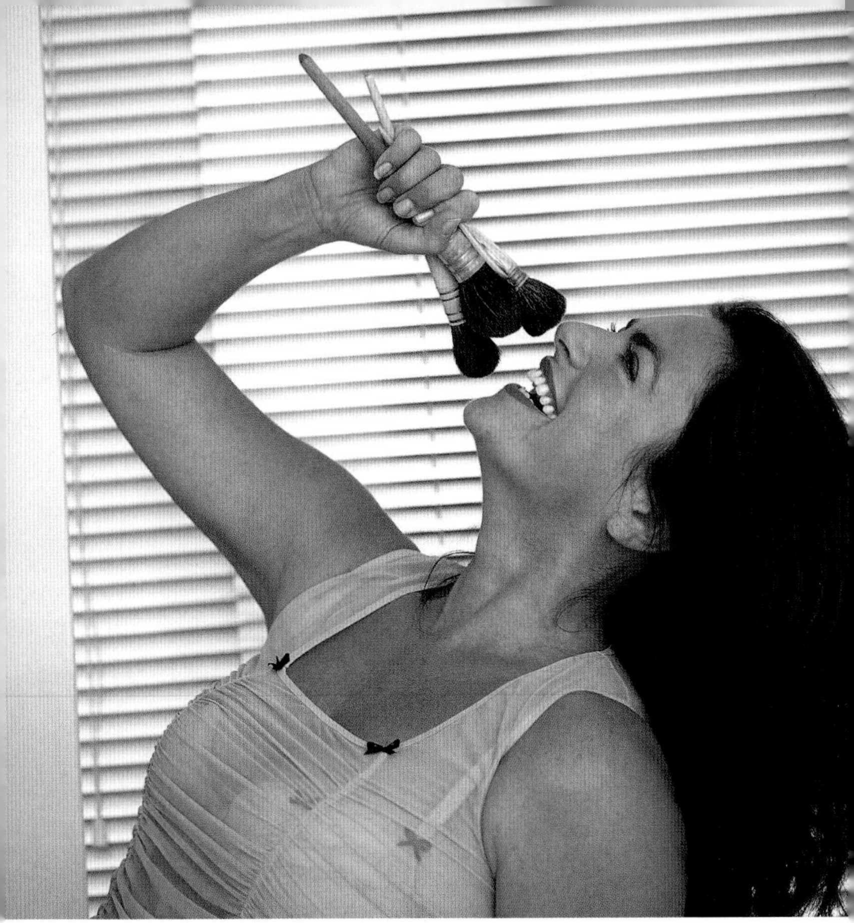

Bühne frei für ein perfektes Make-up.

Dafür eignet sich eine Feuchtigkeitscreme mit Lichtschutzfaktor. Augenschatten werden mit einer hellen Abdeckreme, Concealer genannt, weggezaubert. Solche Korrekturcremes oder -stifte sind wahre Wunderwaffen und kaschieren Problemstellen mühelos. Für die empfindliche Haut unter den Augen sind flüssige Concealer am besten geeignet. Hautunreinheiten und Pigmentflecke können Sie mit einem Abdeckstift wegschminken. Etwas mehr Concealer, an den Nasenflügeln und entlang der Nasolabialfalte verrieben, lässt Falten optisch verschwinden. Wer starke Trockenheitsfältchen hat, nimmt besser eine festere Abdeckcreme. Bei Rötungen neutralisiert ein grüner Make-up-Stift durchscheinende Äderchen sofort. So genannte Camouflage-Cremes verbergen Schönheitsfehler wie Narben, Feuer- oder Brandmale und Flecken auf der Haut. Auch Altersflecken lassen sich perfekt abdecken – mit Dermakolor, das man in Fachgeschäften bekommt.

Schritt 2 – das Make-up

Die Foundation, so die Bezeichnung für das Teint-Make-up, lässt die Haut glatt und ebenmäßig erscheinen und kaschiert kleinere Unreinheiten. Wählen Sie die Farbe immer passend zum Hautton. Hier gilt: lieber eine Nuance heller als zu dunkel! Helle Töne heben die Gesichtszüge hervor, dunkle Tönen schmälern sie eher. Testen können Sie die passende Farbe auf ungeschminkter Haut und bei Tageslicht – nicht auf der Hand, sondern im Gesicht. Optimal ist die Farbe, wenn sie in den natürlichen Hautton übergeht. Früher sah man mit Make-up schnell angemalt und zugekleistert aus. Heute gibt es zum Glück leichte, natürlich wirkende Make-ups. Flüssige Foundations sind für normale Haut und Mischhaut geeignet und werden mit einem Schwämmchen aufgetragen.

Wenn Sie einen ebenmäßigen Teint haben oder im Sommer ihre Bräune unterstreichen möchten, ist getönte Feuchtigkeitscreme eine gute Alternative zum Make-up. Sie deckt die Haut nicht ab, sondern verleiht ihr nur eine frische Farbe.

Kompakt-Make-ups, die Grundierungen in fester Form liefern, sind in Döschen gepresst. Sie enthalten einen besonders hohen Puderanteil. Dadurch haben sie eine starke Deckkraft und sind sehr gut für leicht fettende Haut geeignet. So genannte »2 in 1«-Produkte können für einen transparenten Effekt trocken oder für mehr Deckkraft mit einem angefeuchteten Schwämmchen aufgetragen werden. Kompakt-Make-up lässt sich gut verteilen. Man trägt es tupfend auf und arbeitet es dann mit den Fingerspitzen oder einem Schwämmchen in die Haut ein. Make-up-Schwämmchen sollten Sie regelmäßig mit Seife auswaschen.

Das Make-up wird immer vorsichtig aufgetragen. Nachschminken ist einfacher als ein Zuviel wieder abzunehmen. Beim Auftragen des

Make-ups Haaransatz und Hals nicht vergessen. Für die Sommersonne gibt's spezielle Make-ups mit Sonnenschutz.

Schritt 3 – der Puder

Für einen langen Halt sollte man über das Make-up einen Hauch von Puder auftragen. Er fixiert das Make-up und ist besonders bei cremigen Foundations sinnvoll. Puder mattiert und lässt den Teint samtig und ebenmäßig wirken. Man kann den Puder mit einem Pinsel oder einer Quaste auftragen oder mit einem feuchten Schwämmchen einklopfen; dann verbindet er sich optimal mit dem Make-up. Loser Puder sorgt für ein besonders transparentes Ergebnis. Er mattiert und fixiert das Make-up. Kompaktpuder, also gepresster Puder, ist eher zum Nachpudern für unterwegs gedacht. Transparenter Puder lässt die Haut zart und natürlich wirken, gelber Puder sorgt für ein frisches strahlendes Tages-Make-up, fliederfarbener ist eher für Abendaktivitäten geeignet. Er fängt das Licht ein und lässt graue, müde Haut frisch wirken.

Sparen Sie beim Make-up nicht am Werkzeug: Mit professionellen Puder- und Rougepinseln, Make-up-Schwämmchen, Wimpernbürsten & Co. gelingt der gewünschte Look wesentlich leichter und überzeugender.

Schritt 4 – rosige Wangen

Für eine frische Ausstrahlung sorgt etwas Rouge auf Stirn, Wangenknochen und Kinn. Mit Rouge lassen sich die Konturen des Gesichts modellieren. Ein flächiges Gesicht wirkt schmaler, wenn Sie das Rouge knapp unterhalb der Wangenknochen auftragen. Breite Wangen können Sie verschmälern, indem Sie das äußere Ende der Wangenknochen mit Rouge in dunklen Tönen schattieren. Arbeiten Sie von den Wangenknochen aus mit großzügigen Strichen in Richtung Ohr. Vermeiden Sie, Rouge zu dick aufzutragen, das wirkt schnell angemalt. Und vergessen Sie nicht, auch auf Kinn und Stirn einen Hauch von Rouge zu legen, das frischt das ganze Gesicht auf und lässt es ganz natürlich erscheinen. Auch der Busen gewinnt durch

Rouge an Wirkung. Um die Form zu betonen, schattiere ich die Wölbung vom Brustbein mit dem Pinsel nach außen mit dunklem Puder.

Schritt 5 – das Augen-Make-up

Zum Fixieren des Augen-Make-ups kommt etwas Foundation aufs Lid. Lidschatten in Tönen wie Lila, Rot und Dunkelblau stehen dunklen Hauttypen besonders gut, Braun- und Pastelltöne passen besser zu hellhäutigen Frauen. Tragen Sie aber nie dunkle Farben in den inneren Augenwinkeln auf, da sie die Augen optisch eng zusammenstehen lassen und die Nase vergrößern. Helle oder glänzende Lidschatten öffnen hingegen das Auge und lassen es größer erscheinen. Der Lidschatten wird mit dem Applikator aufgetragen und nach außen gezogen.
Wenn Sie die Augen mit Kajal umranden, sollten Sie immer auch Lidschatten verwenden. Tragen Sie einen passenden Farbton auf, um einen Übergang zum Rest des Lids zu schaffen. Zu den Brauen hin sollte der Lidschatten zart verwischt werden. Um einen feinen Lidstrich hinzubekommen, brauchen Sie etwas Übung: Ziehen Sie das Lid straff und setzen Sie am Beginn des inneren, oberen Wimpernkranzes an. Führen Sie den Kajalstift oder Eyeliner so nah wie möglich an den Wimpern bis nach außen. Man kann auch zuerst kleine Punkte zwischen die Wimpern setzen und diese dann am Schluss mit einem zügigen Strich verbinden. Ein Kajalstrich am unteren Lidrand sollte nicht dick aufgetragen, sondern nur angedeutet werden.
Schlupflider kann man austricksen, indem man den oberen Wimpernrand mit einem Lidstrich betont. Ein dunkler Lidschatten wird in der Lidfalte platziert und leicht nach oben hin verwischt. Damit schafft man einen optischen Schatten und das Auge wirkt offener.
Bei den Augenbrauen werden mit einem Spezialpinsel feine Striche in Wuchsrichtung gezeichnet und mit einem Spiralbürstchen die Härchen in Form gebracht. Wichtig ist, die natürliche Form der Augenbrauen beizubehalten. Lichte Stellen kann man mit einem Brauenstift nachstricheln. Bei eng stehenden Augen sollte man eher

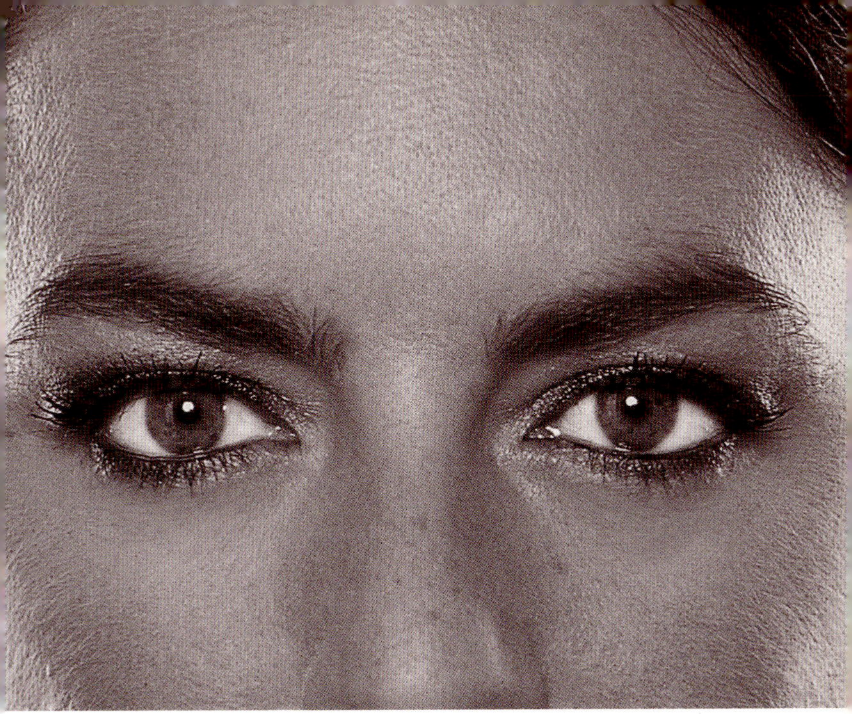

Die Augen sind meist das ausdrucksstärkste Element im Gesicht einer Frau. Mit der richtigen Schminktechnik können Sie sie gezielt in Szene setzen.

das äußere Drittel betonen und leicht über das Ende hinaus zeichnen. Wer weit auseinander stehende Augen hat, legt mehr Gewicht und Farbe aufs innere Drittel der Brauen.
Nach Lidschatten und Kajal kommt das Augenfinish: die Wimpern. Getuschte Wimpern verleihen einen tiefen, geheimnisvollen Blick. Den richtigen Schwung erzeugen Sie mithilfe einer Wimpernzange, die die Wimpern nach oben biegt.

Schritt 6 – die Lippen

Das Schminken der Lippen ist eine Kunst für sich. Beginnen Sie mit dem Nachzeichnen der Lippenkonturen. Wichtig: Verwenden Sie einen Lipliner, der den gleichen Farbton hat wie der Lippenstift. Für die Oberlippe setzt man den Konturenstift in der Mitte an und zieht

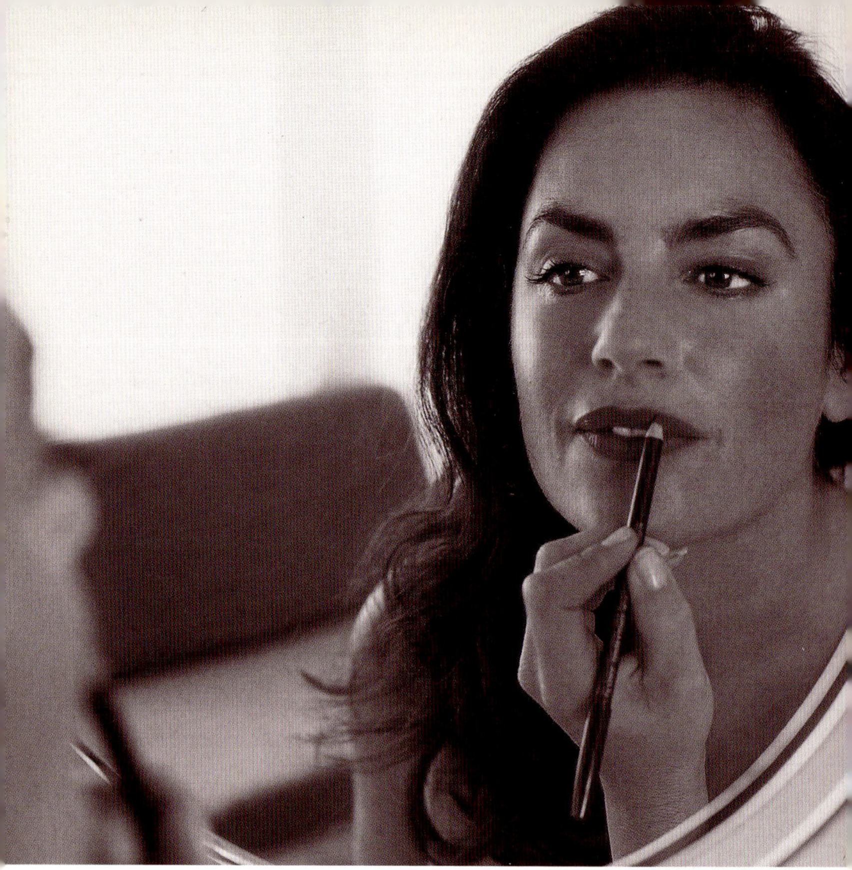

Mit Lipliner können Sie die Lippen optisch verkleinern oder vergrößern.

dann die Linie bis zum Mundwinkel. Bei der Unterlippe verfährt man genau umgekehrt. Man beginnt am Mundwinkel und zieht den Lipliner dann zur Mitte. Der Lippenstift wird mit einem Pinsel aufgetragen, so kann man präziser arbeiten. Danach werden die Lippen abgepudert und der Lippenstift nochmals aufgetragen; so bleibt die Farbe intensiver und der Lippenstift hält länger. Tagsüber bleiben die Farben dezent. Im Job ist Gloss tabu, aber beim Ausgehen ist er ein echter Hingucker. Die Lippen bekommen durch die Glanzpartikel viel Volumen.

Lippenstift ist mit Abstand das beliebteste Make-up-Utensil. Rund 90 % aller Frauen zwischen 20 und 35 Jahren schminken sich die Lippen, über die Hälfte besitzt mehr als zehn Lippenstifte.

Leicht nach unten gezogene Mundwinkel lassen sich mit Concealer wegschminken, wenn man ihn sparsam auf die Schatten unterhalb der Mundwinkel auftupft.

Was Sie außerdem über Make-up wissen sollten

Bevor Sie ein neues Make-up-Produkt benutzen, sollten Sie einen Verträglichkeitstest machen. Tragen Sie dazu etwas Schminke auf die Innenseite des Unterarms auf und kleben Sie ein Pflaster darauf. Machen sich Rötungen oder Juckreiz bemerkbar, reagieren Sie allergisch und sollten die Finger davon lassen. Auch Naturprodukte sind nicht vollkommen unbedenklich. Verschiedene ätherische Öle, Lanolin oder Bienenwachs zählen zu bekannten Kontakt-Allergenen.
Auch Make-up hält nicht ewig: Dermatologen empfehlen, dekorative Kosmetik maximal ein Jahr lang zu verwenden. Allerspätestens, wenn ein Produkt unangenehm riecht oder sich in Aussehen und Konsistenz verändert, sollten Sie es aussortieren. Bei heißen Temperaturen lege ich mein Make-up und auch die Lippenstifte in den Kühlschrank. Und last not least: Achten Sie auf Hygiene im Make-up-Regal und waschen Sie Pinsel und Schwämmchen regelmäßig aus.

Der große Auftritt

Lautet tagsüber die Devise »natürlich und dezent«, so darf es zum Ausgehen in Sachen Make-up etwas mehr sein. Entscheidend für die Auswahl ist der Anlass, die Kleidung, die Jahreszeit und der Ort. Das Make-up zu einer Abendveranstaltung im Sommer muss dezenter sein als das für einen Ball im Winter. Auch die Beleuchtung spielt eine Rolle. Kerzenlicht oder Deckenlampen bringen ein Make-up unterschiedlich zur Geltung. Ich schminke deshalb immer bei Tageslicht, dann kann ich den Effekt am besten kontrollieren. Die Farben meines Make-ups stimme ich auf das Outfit ab.
Wenn die Augen wenig geschminkt sind, können Sie die Lippen mit kräftigen Farben groß rausbringen. Bei schmalen Lippen können Sie

abends auch etwas über den natürlichen Rand hinausmalen. Oder aber Sie stellen beim Abend-Make-up die Augen in den Mittelpunkt. Dunkler oder farbiger Lidschatten plus falsche Wimpern betonen die Augen. Ein kleines Bündel falscher Wimpern am äußeren Wimpernrand reicht meistens schon, um die Augen zu betonen. Stricheln Sie mit Kajal an der Wimpernreihe entlang und verwischen die Linie mit dem Wattestäbchen.

Schimmerpuder bringt nicht nur das Gesicht, sondern auch das Dekolletee zum Strahlen. Die enthaltenen Pearl-Pigmente reflektieren das Licht und funkeln auch bei Schummerbeleuchtung.

Gute Effekte erzielt man auch mit Glitzerpuder oder -creme; sie werden nicht über das ganze Gesicht verteilt, sondern nur als Akzent eingesetzt, um die Wangen oder die Lider bis zu den Schläfen zu betonen.

Genießen Sie das Leben!

Kein noch so perfektes Make-up kann Schönheit erzeugen, wenn die innere Schönheit im Gesicht nicht erkennbar ist. Ihre Ausstrahlung, Ihre Harmonie, Ihr Selbstbewusstsein und Ihre Lebensfreude sind die Elemente wahrer Schönheit. Flirten Sie, sprühen Sie – dann sind Sie der Mittelpunkt jeder Gesellschaft. Genießen Sie den Augenblick und das Leben – ein besseres Mittel für Ihre Schönheit gibt es nicht!

Ihre

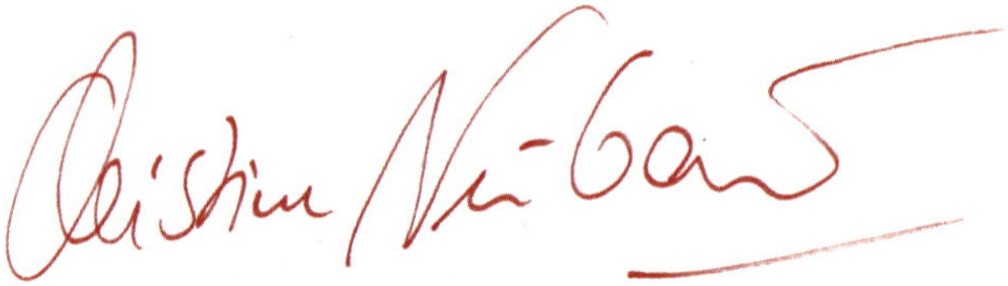

▷ **Licht aus, Spot an: Mit einem glamourösen Make-up und einem eleganten Outfit sind Sie der Star des Abends.**

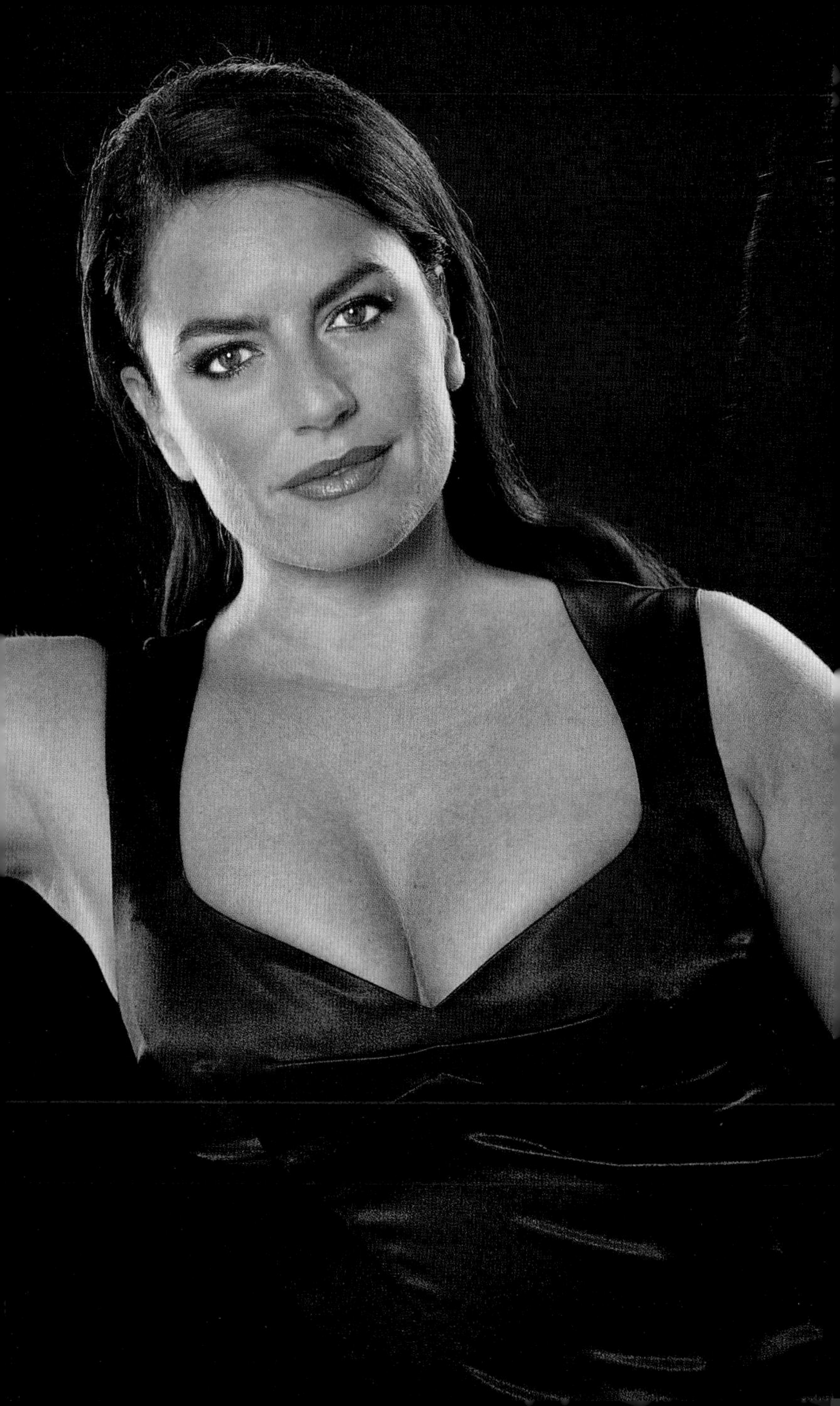

Register